Analgetika
in Klinik und Praxis

Mit freundlicher Empfehlung
für

von

Schmerztherapie-Service

Krewel Meuselbach

J. M. Ribbat

Analgetika

in Klinik und Praxis

ComMed *Healthcare*

Anschrift:

Dr. med. Johannes-Michael Ribbat
Ostseezentrum für seelische Gesundheit
der Fachklinik Neustadt
Wiesenhof
D-23730 Neustadt in Holstein

Die Deutsche Bibliothek – CIP-Einheitsaufnahme

Ribbat, Johannes-Michael:
Analgetika in Klinik und Praxis/Johannes-Michael Ribbat;
Basel: ComMed Healthcare, 1999
ISBN 3-905320-11-8
NE: Ribbat, Johannes-Michael

Ausdrücklich wird daraufhingewiesen, dass sich trotz grösster Sorgfalt bei der Abfassung und Korrektur gerade bei Angaben über Dosis und Applikation bei einer derartigen Zusammenstellung Ungenauigkeiten einschleichen können. Jeder Leser wird daher gebeten, die den verwendeten Präparaten beigegebenen Beipackzettel, insbesondere für Dosierung und die Beachtung von Kontraindikationen, in eigener Verantwortung zu überprüfen.

ISBN 3-905320-11-8

Konzept/Gesamtgestaltung ArtMed, visuelle Kommunikation, CH-Riehen
Druck Bercker Graphischer Betrieb GmbH, D-Kevelaer

Inhaltsverzeichnis

1 Einführung

Der Schmerz hat eine größere Macht
über die Menschheit als der Tod selbst.

Albert Schweitzer

Schmerz ist für viele Menschen Warnsymptom für eine bestehende organische Erkrankung und daher Anlass, sich bei einem Arzt Rat und Hilfe zu holen. Das Schmerzerleben ist aber nicht nur als organische Reaktion zu verstehen, sondern erregt auch das vegetative Nervensystem und triggert eine psychische Reaktion. Die bedeutet für den Arzt insofern eine Erschwerung, als er dadurch genötigt wird, jeden offensichtlich psychisch Kranken organisch zu untersuchen, aber auch bei jedem offensichtlich organisch Erkrankten eine psychische Untersuchung durchzuführen. Tut er das nicht, entsteht zwischen Schmerz, vegetativer Erregbarkeit und psychischer Reaktionsweise nicht eine lineare Folge, sondern ein Circulus vitiosus, der nur schwer zu durchbrechen ist.

Die Behandlung von Schmerzen darf niemals eine Monotherapie darstellen, sondern es ist immer eine sinnvolle Kombination verschiedener Behandlungsmethoden (Analgetika, Krankengymnastik und psychologische Betreuung) angezeigt. Dies zu betonen ist besonders wichtig, da der Patient von sich aus zunächst natürlich nur ein geeignetes bzw. ein besseres Analgetikum von seinem Arzt erwartet als das, was er sich vom Apotheker rezeptfrei kaufen kann. Geht der Arzt aber auf dieses verständliche Verlangen des Patienten ohne weiteres ein und berücksichtigt die oben genannten anderen Begleitfaktoren des Schmerzes nicht, so läuft er Gefahr, der Chronifizierung des akuten Schmerzes den Weg zu ebnen.
Trotz aller Fortschritte in der pharmazeutischen Entwicklung neuer Schmerzmittel werden Schmerzpatienten häufig nicht ausreichend therapiert, weil entweder die Schmerzmittel zu niedrig dosiert sind, die

Zeitintervalle zwischen den einzelnen Einnahmen zu lang sind oder die Schmerzmittel nur nach Bedarf eingenommen werden. Ein anderes Problem besteht darin, dass die alleinige Therapie mit Schmerzmitteln häufig die Grenzen der Budgetierung überschreitet und der Arzt dann eine an sich sinnvolle und effektive Schmerzmitteltherapie nicht weiter fortsetzen kann.
Auf Seiten der Patienten ist häufig die Furcht vor möglichen Nebenwirkungen therapiebegrenzend. Eine wichtige Rolle spielt dabei, dass die pharmazeutischen Firmen vom Gesetzgeber gezwungen werden, alle möglichen bekannten Nebenwirkungen im Beipackzettel aufzuführen. Hier kommt dem aufklärenden Gespräch des Arztes sicher die größte Bedeutung zu, in welchem er die Risiken und Nebenwirkungen sichtet und damit dem Patienten die Furcht vor einer Schmerztherapie mit Schmerzmitteln nimmt. Eine nicht ausreichende Schmerztherapie führt neben der möglichen Verschlimmerung der Grunderkrankung immer zu einer Entwicklung von Sekundärerkrankungen, die ihrerseits dann die Gesamtsituation des Patienten deutlich verschlechtern. Grundsätzlich ist es notwendig, vor der Behandlung mit Schmerzmitteln eine sorgfältige Anamnese des Schmerzes zu erheben.

Die hier gemachten Angaben und Empfehlungen basieren auf einer über 10-jährigen Erfahrung in der Arbeit mit Schmerzpatienten in einem Fachkrankenhaus. Jeder Schmerz und jeder Schmerzpatient muss aber aktuell und individuell diagnostiziert und therapiert werden.

Das vorliegende Buch konzentriert sich auf die Schmerztherapie mit Schmerzmitteln. Der Schwerpunkt wird weniger auf die theoretischen Grundlagen wie Strukturformeln, Nozizeption oder Bioverfügbarkeit gelegt, sondern auf das Vorgehen im klinischen Alltag und in der Praxis.

2 Grundlagen des Schmerzes

2.1 Definition des Schmerzes

Eine genaue Definition des Schmerzes gibt es nicht. Schmerz ist ein Bewusstseinsphänomen in starker Abhängigkeit von der unmittelbaren Intensität des Schmerzauslösers, aber auch in Abhängigkeit von der aktuellen Situation bzw. Gemütsverfassung, in der sich der Schmerzpatient befindet. Schmerz hat immer eine körperliche, eine psychische und eine soziale Komponente. Bei vielen Erkrankungen tritt Schmerz gleich zu Beginn als erstes Symptom auf. Eine Analyse dieses Schmerzes kann daher zur richtigen Diagnose und damit zur richtigen Therapie führen. Bei anderen Krankheiten wie zum Beispiel Herz-, Kreislauf-, Stoffwechsel- oder Tumorerkrankungen treten Schmerzen erst in der Spätphase auf, so dass der Schmerz hier nur noch symptomatisch behandelt werden kann.

Die ***Internationale Gesellschaft zum Studium des Schmerzes*** (International Society for the Study of Pain) hat im Jahr 1979 die *„offizielle" Definition des Schmerzes* wie folgt formuliert:

→ *Schmerz ist ein unangenehmes Sinnes- und Gefühlserlebnis, das mit aktueller oder potentieller Gewebsschädigung verknüpft ist oder mit den Begriffen einer solchen Schädigung beschrieben wird.*

Auch diese Definition ist noch nicht allseits befriedigend, obwohl hier erstmals der Versuch unternommen wurde, die verschiedenen Komponenten des Schmerzerlebens zu integrieren. Aufgrund dieser Definition ist es jedoch möglich, Schmerztherapie nicht nur mit Analgetika, sondern auch in der Kombination mit Psychopharmaka und Physiotherapie zu führen und therapeutische Empfehlungen zu geben.

2.2 Erklärung der Schmerzentstehung

Alle Menschen haben in ihrem Organismus spezielle Rezeptoren, die nach Überschreiten einer bestimmten Schwelle durch entsprechende chemische, thermische oder mechanische Reize stimuliert werden. Diese werden als Schmerzrezeptoren oder Nozizeptoren bezeichnet. Die Schmerzauslösung vermittelt dem Körper, dass äußerliche Verletzungen (z.B. Nadelstich) oder innere Erkrankungen (z.B. Entzündung) eine Gefahr für den Organismus darstellen. Während diese Prozesse, die sich bei der Schmerzentstehung im Bereich der Nozizeptoren bis zur ersten Umschaltung im Rückenmark abspielen, relativ gut bekannt sind, sind die weiteren Abläufe im nozizeptiven System, also in der Schmerzverarbeitung, noch nicht vollständig geklärt, da Schmerzen durchaus ohne eine Erregung von Nozizeptoren empfunden werden können.

2.2.1 Schmerzkomponenten

Die Komplexität des Schmerzempfindens bzw. Schmerzerlebens wird auch noch dadurch verdeutlicht, dass Aufnahme, Weiterleitung und Verarbeitung schmerzhafter Signale Komponenten aktiviert, die ihrerseits Einfluss auf die Schmerzbewertung haben. Die Schmerzbewertung wiederum hat Einfluss auf die affektive und die vegetative Komponente, so dass durch diese Rückkopplung die Schmerzäußerung – die psychomotorische Komponente – beeinflusst wird *(Abb. 1)*.

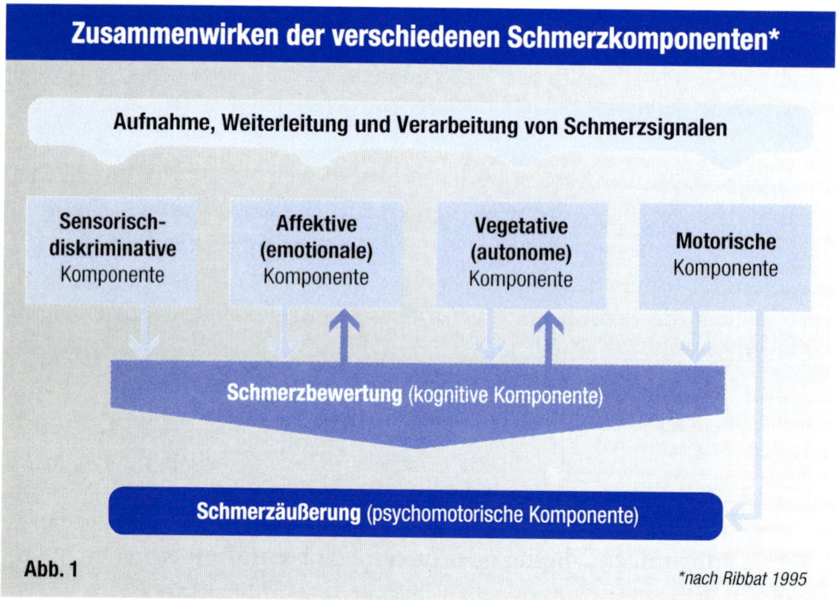

Abb. 1

- ***Sensorisch, diskriminative Komponente:*** *Diese Komponente vermittelt Informationen über Ort, Stärke und Zeit des Schmerzreizes, wobei die Stärke z. B. von der Temperatur abhängt. Das heißt, hier können die Nozizeptoren Informationen über kalt, warm, heiß und schmerzhaft unterscheiden und weiterleiten.*

- ***Affektive Komponente:*** *Die Sinnesorgane wie Auge, Ohr, Nase und Zunge können Empfindungen aufnehmen und vermitteln, die angnehm oder unangenehm sind. Ein Lichtblitz bei einem Fototermin kann durchaus als angenehm empfunden werden, ein Lichtblitz gleicher Intensität bei einem Gewitter kann in Abhängigkeit von der umgebenden Situation durchaus Angst auslösen und unangenehm empfunden werden.*

- ***Vegetative Komponente:*** *Beim Eintauchen in heißes Wasser wird nicht nur Schmerz ausgelöst, sondern auch das Gewebe in dieser Region wird durch eine Erweiterung der Gefäße infolge der erhöhten Temperatur besser durchblutet. Andererseits wird durch Kälteexposition das Gewebe verhärtet, die Gefäße werden verengt und neben der Schmerzempfindung resultiert daraus eine schlechtere Durchblutung. Parallel zur Schmerzreaktion läuft eine Reaktion über das vegetative oder autonome Nervensystem ab, die durchaus schmerzverstärkend oder schmerzverlängernd wirken kann.*

- ***Motorische Komponente:*** *Die geläufigste Reaktion auf einen Schmerzreiz ist die motorische Komponente. Auf einen entsprechenden Schmerzreiz wie z. B. heißes Wasser oder eine Stichverletzung folgt ein reflektorisches Zurückziehen der Hand oder des entsprechenden Körperteils.*

Schmerzbewertung

Diese vier Komponenten haben in individuell unterschiedlicher Ausprägung Einfluss auf die Bewertung des Schmerzes, d. h. ein stereotyper Schmerzreiz wird durch diesen individuellen Filter als mild, unangenehm, beunruhigend, heftig oder unerträglich empfunden. In der Folge kommt es zu einer psychomotorischen Schmerzäußerung.

2.3 Unterschiedliche Schmerzarten

Von der *Schmerzqualität* her kann man *somatischen* und *viszeralen Schmerz* unterscheiden:

- *Der somatische Schmerz lässt sich unterteilen in einen Oberflächen- und in einen Tiefenschmerz. Der Oberflächenschmerz entsteht in der Haut und kann zeitlich in einen ersten und einen zweiten Schmerz getrennt werden. Der erste Schmerz, z. B. nach einem Nadelstich, ist ein heller, scharfer, gut zu lokalisierender Schmerz, der rasch abklingt, wenn das schädigende Agens beseitigt wird. Der zweite Schmerz folgt nach ca. einer Sekunde. Er ist brennend, eher dumpf, nicht so gut zu lokalisieren, dauert länger und verschwindet nur langsam.*
  Neben dem Oberflächenschmerz ist der zweite somatische Schmerz der sogenannte Tiefenschmerz. Er entsteht in den Muskeln, in den Gelenken, in Knochen oder im Bindegewebe. Beispiele hierfür sind Wadenkrämpfe, Spannungskopf-, Arthrose- oder Fibromyalgieschmerzen.
- *Der viszerale Schmerz oder Eingeweideschmerz entsteht in den Eingeweiden. Beispiele hierfür sind Schmerzen bei einer Blinddarmentzündung, Gallen- oder Nierenkolik, Bauchschmerzen bei Magenulkus oder Zwölffingerdarmgeschwür. Schwer zu lokalisierende Bauchschmerzen können aber auch durch Narben oder Bridenbildung im Bereich der Eingeweide nach Operationen auftreten.*

Amputationsschmerzen

Nach therapeutischer oder traumatischer Abtrennung einer Gliedmaße kann es zu schmerzhaften Missempfindungen kommen, die sich in **Stumpfschmerzen, Stumpfschlagen, Phantomgefühl** und **Phantomschmerzen** äußern.

Stumpfschmerzen

Stumpfschmerzen treten auf nach Narbenneuromen, schlechter Weichteildeckung oder unzureichender prothetischer Versorgung. Es sind meist brennende Schmerzen mit Dysästhesien im Amputationsstumpf bzw. Stumpfende.

Stumpfschlagen

In Stressituationen, bei emotionaler Erregung oder bei Wetterwechsel kann es nach Amputationen zu elektrisierenden, blitzartigen Schmerzkaskaden kommen, die über Minuten anhalten und den Betroffenen zwingen, mit dem Amputationsstumpf auf die Unterlage zu schlagen, ohne dass eine Kontrolle oder Steuerung möglich ist.

Phantomgefühl

Nach Amputation kann das abgenommene Bein oder der abgenommene Arm stark verkürzt oder stark verlängert (Teleskop-Phänomen) oder auch in abnormer Stellung empfunden werden. Darüber hinaus hat der Betroffene oft das Gefühl, die nicht vorhandenen Gliedmaßen bewegen zu können.

Phantomschmerzen

Phantomschmerzen können dauernd oder anfallsartig in den nicht mehr vorhandenen Körperteilen auftreten. Der Betroffene kann dann durchaus nach Oberschenkelamputation Schmerzen in der Großzehe empfinden.

Kausalgie

Als Kausalgie bezeichnet man einen gleichförmigen Brennschmerz, der verbunden ist mit Durchblutungs- und Ernährungsstörungen im betroffenen Gebiet eines verletzten Nervs. Sie treten häufig nach Schädigung sog. gemischter Nerven auf, die eine Beteiligung des sympathischen Nervensystems ermöglichen.

Neuralgischer Schmerz

Eine Neuralgie wird hervorgerufen durch kontinuierliche Reizung eines Nervs oder einer Hinterwurzel. Diese Schmerzen verlaufen attackenartig oder wellenförmig und sind auf das Versorgungsgebiet der geschädigten Wurzel oder des erkrankten Nervs beschränkt.

Projizierter Schmerz

Dieser Schmerz wird nicht nur am Ort der Schädigung empfunden (z. B. Ulnarisrinnen-, Carpaltunnelsyndrom, Bandscheibenvorfall, Tarsaltunnelsyndrom), sondern es kommt darüber hinaus zu schmerzhaften Missempfindungen im körperfernen Versorgungsgebiet des geschädigten Nervs.

Sudeck-Syndrom

Das Sudeck-Syndrom oder die sympathische Reflexdystrophie ist gekennzeichnet durch starke Schmerzen, deren Intensität in keinem Verhältnis zu der auslösenden, meist minimal schmerzhaften Verletzung ist. Der Schmerz ist zunächst nur streng lokalisiert, kann sich dann jedoch rasch in die Umgebung ausbreiten und die gesamte betroffene Extremität erfassen.

Tumorschmerzen

Tumorschmerzen können zunächst nur auf das betroffene Organ lokalisiert sein, breiten sich wegen der stark ausgeprägten affektiven Komponente in vielen Fällen rasch aus und können in kurzer Zeit den ganzen Körper umfassen.

Übertragener Schmerz

Übertragene Schmerzen werden in sog. Head'schen Zonen empfunden. Sie entstehen bei Erkrankung eines inneren Organs und werden in das Hautareal übertragen, das die gleiche segmentale Zuordnung hat wie das erkrankte Organ.

Neben den oben beschriebenen Schmerzarten ist es häufig auch notwendig zu unterscheiden, ob es sich um einen *somatogenen* oder *psychogenen* Schmerz handelt. Dies hier zu behandeln, würde den eigentlichen Rahmen dieses Buches sprengen. In der folgenden *Tabelle 1* sind jedoch Hinweise zur Unterscheidung von somatogenen und psychogenen Schmerzen aufgeführt.

Tabelle 1 Unterscheidungshinweise von somatogenen und psychogenen Schmerzen im engeren Sinn (im Sinne von Konversationssymptomatik)

Eher somatogen	Eher psychogen
■ Schmerz periodisch	Schmerz immer vorhanden
■ Lokalisation klar	Lokalisation vage, wechselnd
■ Übereinstimmung zwischen Schmerzausbreitung und nervösen Versorgungsgebieten	Keine Übereinstimmung zwischen Schmerzausbreitung und nervösen Versorgungsgebieten
■ Durch Willkürmotorik beeinflussbar	Durch Willkürmotorik nicht beeinflussbar
■ Schmerzqualität klar	Schmerzqualität unklar, wechselnd
■ Sprache einfach, klar, nüchtern	Sprache ungewöhnlich, theatralisch, intellektualisierend, Ärztejargon
■ Affekt passt zum Schmerz	Affekt passt nicht zum Schmerz
■ Patient löst beim Arzt kein ungewöhnlich starkes oder negatives Gefühl aus	Patient löst beim Arzt ein ungewöhnlich starkes oder negatives Gefühl aus
■ Typisch, adäquate Reaktion auf Medikamente	Atypische Reaktion auf Medikamente

Die *Tabelle 2 (siehe nächste Seite)* zeigt am Beispiel von Kopf-/Gesichtsschmerzen psychogene versus somatische Indikatoren auf, die anhand von Symptomen eine somatische Orientierung bzw. psychische Orientierung erlauben.

Tabelle 2 Psychogene versus somatische Indikatoren des Kopf- bzw. Gesichtsschmerzes

Kriterien	Orientierung	
	somatisch	psychisch
■ **Schmerzbeginn** (ohne Trauma)	langsam	eher plötzlich
■ **Schmerzdauer** (ohne Medikamentenabusus)	periodisch	dauernd
■ **Ereignisse bei Beginn**	selten	relativ häufig
■ **VAS-Schmerzstärke**	< 85 mm	> 85 mm
■ **Schmerzdarstellung**	passend zur Stärke	zumeist nicht passend
■ **Schmerzqualität** (171-Adjektivliste)	< 10 Adjektive	> 10 Adjektive
■ **Kopfschmerzarten**	1–2	> 2
■ **Ort des Schmerzbeginns, Schmerzausbreitung**	eher konstant	oft wechselnd
■ **Vertex-Lokalisation**	selten	oft
■ **Gesichtsschmerz-Lokalisation I**	eher einseitig	oft beidseitig
■ **Gesichtsschmerz-Lokalisation II**	oberflächlich	tief
■ **Völlige Therapieresistenz**	selten	fast immer
■ **Analgetika**	peripher wirkende	zentral wirkende
■ **Tranquilizer**	selten	oft
■ **Analgetika-Abusus**	häufig	fast regelmäßig
■ **Polytoxikomanie**	sehr selten	oft
■ **Multichirurgie**	selten	oft
■ **Multiple Zahnextraktion**	eher selten	fast immer
■ **Sympathikusstörung**	selten	relativ oft

2.4 Unterscheidung von akutem und chronischem Schmerz

Zu Beginn der Schmerztherapie als eigenes medizinisches Betätigungsfeld hat man versucht, die Unterscheidung zwischen akutem und chronischem Schmerz allein auf einer Zeitachse festzulegen.

So definierte man einen **akuten Schmerz** als einen Schmerz, der maximal eine Woche dauert, wie z.B. bei einer akuten Appendizitis, wo nach einer Schmerzdiagnose zur Kausaltherapie eine Appendektomie durchgeführt wird und der Schmerz dann auch verschwindet.

Ein **protrahierter Schmerz** war definiert als ein Schmerz von einer Dauer bis zu vier Wochen. Ein protrahierter Schmerz trat auf, weil eine kausale Therapie nur verzögert oder nicht möglich war.

Der **chronifizierte Schmerz** wurde definiert als ein Schmerz, der Monate bis zu einem Jahr dauern konnte. Chronifizierte Schmerzen traten typischerweise häufig nach Bandscheibenvorfällen auf. Bei denen der betroffene Patient schon lange vor der radiologisch gesicherten Diagnose eine unbewusste Schonhaltung eingenommen hatte, die zu einer Insuffizienz der Rückenmuskulatur führte und die Nukleotomie allein dann diese Insuffizienz nicht beseitigen konnte, sondern in der nachfolgenden Rehabilitationsphase immer wieder zu rezidivierenden Beschwerden führte. Schließlich war der **chronische Schmerz** als ein dauernder Schmerz plus psychischen Veränderungen definiert, die länger als ein Jahr dauerten und als Schmerzkrankheit bezeichnet wurden.

2.5 Das Mainzer Stadienmodell der Schmerzchronifizierung nach Gerbershagen

„State of the art" ist heute, den Schmerz nicht nur nach seiner zeitlichen Dimension zu beurteilen. *Gerbershagen* greift die bereits in den Anfängen der Schmerztherapie gemachte Beobachtung auf, dass Schmerz nicht nur eine zeitliche Komponente, sondern auch eine räumliche, eine soziale und eine psychische Komponente aufweist. Er entwickelte daraufhin ein **4-Achsenmodell** mit einer zeitlichen, einer räumlichen, einer

Medikamenten- und einer „Arzt“-Achse. *Abbildung 2* zeigt die Stadieneinteilung der Schmerzchronifizierung nach Gerbershagen *(siehe auch Anhang A: Kopiervorlage inkl. genauer Testanweisung)*.

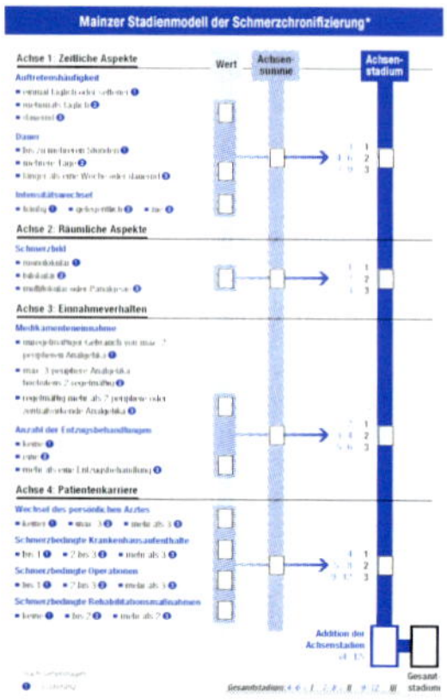

Abb. 2

- *Die* ***erste Achse*** *stellt die* ***zeitlichen Aspekte*** *bzw. den* ***Schmerzverlauf*** *dar. Ein intermittierender zeitlich begrenzter Schmerz mit wechselnden Intensitäten entspricht dem Stadium 1.*
  Ein lang anhaltender, fast kontinuierlicher Schmerz mit seltenem Stärkewechsel entspricht dem Stadium 2.
  Ein Dauerschmerz ohne oder mit seltenem Intensitätswechsel entspricht dem Stadium 3.
- *Die* ***zweite Achse*** *berücksichtigt die* ***räumlichen Aspekte*** *und die Schmerzlokalisation. Ein monolokuläres Schmerzsyndrom, eine umschriebene, zumeist zuordnende Schmerzlokalisation oder ein posttraumatisches multilokuläres Syndrom entsprechen dem Stadium 1. Die Ausdehnung des Schmerzes auf benachbarte Körpergebiete oder ein multilokuläres Schmerzsyndrom mit zwei oder mehr differenzierbaren Lokalisationen mit verschiedenen Schmerzqualitäten und Intensitäten oder ein Bild mit über 40 % schmerzhafter Körperoberfläche entsprechen dem Stadium 2.*
  Eine Schmerzausbreitung auf entfernt liegende Areale, verbunden mit Schmerzortwechsel, oder ein multilokuläres Schmerzbild mit drei oder mehr separaten Schmerzrepräsentationen mit gleicher Schmerzqualität und fast gleicher Schmerzintensität oder ein Bild mit über 70 % schmerzhafter Körperoberfläche entsprechen einem Stadium 3.

- *Die* ***dritte Achse*** *beschreibt das* ***Medikamenteneinnahmeverhalten*** *Angemessene Selbstmedikation oder Einnahme nach ärztlicher Verordnung entspricht einem Stadium 1. Ein bis zwei Medikamentenmissbrauchsepisoden oder ein bis zwei Medikamentenentzugsbehandlungen oder eine derzeit unangemessene Medikation entsprechen einem Stadium 2. Ein langjähriger Medikamentenmissbrauch, oft Polytoxikomanie, oft drei oder mehr Medikamentenentzugsbehandlungen, besonders von Narkotika, entsprechen einem Stadium 3.*

- *Die* ***vierte Achse*** *gibt Auskunft über die* ***Beanspruchung der Einrichtungen des Gesundheitswesens****. Aufsuchen des persönlichen Arztes, Konsultation empfohlener Spezialisten, ein schmerzbedingter Krankenhausaufenthalt, ein Aufenthalt in einem Schmerzzentrum oder eine schmerzbedingte Operation entsprechen einem Stadium 1.*
  Zwei bis dreimaliger Wechsel des persönlichen Arztes sowie ziellose Konsultationen oder zwei bis drei schmerzbedingte Krankenhausaufenthalte, ein bis zwei Aufenthalte in Rehabilitations- oder Schmerzzentren oder zwei bis drei schmerzbezogene operative Eingriffe entsprechen einem Stadium 2. Mehr als dreimaliger Wechsel des persönlichen Arztes, ziellose Arzt- und Heilpraktikerbesuche („Doktor-Hopping"), mehr als drei Krankenhaussaufenthalte wegen der geklagten Schmerzen, mehr als zwei Rehabilitationsmaßnahmen oder mehr als drei schmerzbezogene operative Maßnahmen entsprechen einem Stadium 3.

In einer weiteren Achse könnte man die psychosozialen Belastungsfaktoren berücksichtigen: übliche familiäre, berufliche und psychophysiologische Probleme oder Bewältigungsmöglichkeiten werden dabei voll eingesetzt („akute Krankenkontrolle") und entsprechen dem Stadium 1. Hier können sich Konsequenzen der Schmerzen für die familiäre, die berufliche und die psychophysiologische Stabilität ergeben. Bewältgungsstrategien sind noch vorhanden, aber fehleingesetzt („beginnende Invalidenrolle") entsprechen einem Stadium 2. Versagen in der Familie, im Beruf und in der Gesellschaft, d.h. Bewältigungsmechanismen, die nicht mehr analysierbar oder nachweisbar sind („learned helplessness"), entsprechen einem Stadium 3.

Mit Hilfe eines einfachen *Fragebogens, (siehe Anhang A)*, kann so in den laufenden ärztlichen Gesprächen bzw. in der laufenden ärztlichen Untersuchung in kürzester Zeit festgestellt werden, welches Chronifizierungsstadium der Patient infolge seiner Schmerzen erreicht hat. Das weitere therapeutische Vorgehen kann dementsprechend abgestimmt werden. So mag es durchaus sinnvoll sein, einem Schmerzpatienten im Chronifizierungsstadium I allein mit der Verordnung eines potenten Analgetikums weiterzuhelfen. Einem Schmerzpatienten im Chronifizierungsstadium III ist allein mit einer ausschließlich medikamentösen Schmerztherapie sicherlich nicht mehr geholfen, hier ist eine andere therapeutische Vorgehensweise indiziert.

3 Analgetika

Dank der universitären und pharmazeutischen Forschung haben wir heute eine Vielzahl guter neuer Schmerzmittel, die aber eine *übersichtliche Gruppeneinteilung* erforderlich macht, um dem Arzt das richtige Medikament für den exakt diagnostizierten Schmerz unter Berücksichtigung der individuellen Situation des Patienten zur Verfügung zu stellen. Diese neuere intensive Forschung im Bereich Schmerz hatte unter anderem zu der Erkenntnis geführt, dass die peripheren Analgetika wie z. B. Aspirin durchaus auch an bestimmten Stellen im zentralen Nervensystem wirksam sein können. Es konnte ferner gezeigt werden, dass die zentral wirkenden Pharmaka wie die Opioide zwar hauptsächlich im zentralen Nervensystem schmerzlindernd wirken, aber auch in der Körperperipherie wirksam sind. Daraus ergab sich wissenschaftlich die Notwendigkeit, die Begriffe zentral wirksame Analgetika und periphere Analgetika fallen zu lassen und statt dessen die Begriffe Opioide und Nichtopioide einzuführen. Da sich diese Einteilung aber im Praxisalltag nur schwer durchsetzen ließ, versuchte man, eine Klassifizierung nach schwach wirksamen Analgetika und stark wirksamen Analgetika vorzunehmen. Auch diese Einteilung war nicht zu halten, da z. B. die schwach wirksamen Analgetika (nichtstereoidale Antirheumatika) in der Rheumatologie, den starken Analgetika (Opioiden) deutlich überlegen sind. Für dieses Buch wird daher die nie ganz verlassene Einteilung in *periphere* und *zentral wirksame Analgetika* beibehalten, da sie sich in Klinik und Praxis eingebürgert und bewährt hat. Darüber hinaus werden in diesem Kapitel noch die schmerzdistanzierenden medikamentösen Therapiemöglichkeiten mit Nichtanalgetika wie Antidepressiva und Phytopharmaka erörtert.

3.1 Analgetika mit morphinähnlicher Wirkung

Die Geschichte des Morphins beginnt eigentlich vor über 4000 Jahren. Schon aus dieser Zeit sind Berichte über die Verwendung von Schlafmohn für medizinische Zwecke überliefert. Aber erst 1803 gelingt *Friedrich Sertürner* die Reindarstellung des Morphins. Daraufhin wird dieses neue Medikament Morphin bei allen möglichen Erkrankungen und Indikationen ausprobiert und findet weite Verbreitung, wobei es wie in der damaligen Zeit üblich durchaus auch auf Marktplätzen verkauft bzw. im Versandhandel bezogen werden konnte. 1880 werden in deutschen medizinischen Lehrbüchern allein 54 unterschiedliche Erkrankungen benannt, die durch Morphin erfolgreich behandelbar sind. Zu Beginn des 20. Jahrhunderts wird zunächst nur vereinzelt, dann aber immer deutlicher auf die Gefahr des Missbrauchs und der Suchtgefahr bei Verwendung dieses Medikamentes hingewiesen, so dass 1961 eine Reglementierung der Opioidverwendung durch die „Single Convention on narcotic Drugs“ stattfindet.

Morphin und starke Opioide sind BTM-rezeptpflichtig

Seit ungefähr 1985 kommt es zu einer Weiterentwicklung im Sinne von retardierten Morphinen, die eine gleichmäßigere Schmerzreduzierung bei geringerer Nebenwirkungsrate ermöglichen.
Neuerdings steht in Deutschland eine interessante Kombination aus Tilidin und Naloxon zur Verfügung. Tilidin, dessen Metabolit Nortilidin die eigentliche Wirksubstanz darstellt, ist ein synthetischer Opioidagonist. Naloxon ist dagegen ein reiner Opioidantagonist. Diese Kombination aus Tilidin und Naloxon vermindert unter Beibehaltung der starken analgetischen Wirkung das Missbrauchspotential. Dabei ist das Verhältnis so gewählt, dass der Naloxon-Zusatz die analgetische Wirkung von Tilidin nicht beeinträchtigt.
Allerdings kommt es auch hier, wie bei allen Medikamenten, auf die richtige Dosierung an. Bei Verwendung unzulässig hoher Dosierungen durch Opiatabhängige gelangt immerhin noch so viel Naloxon in den Organismus, dass ein Abstinenzsyndrom hervorgerufen werden kann.

Tabelle 3 Klassifikation der Opioide

Schwache Opioide nicht BTM-pflichtig	Starke Opioide BTM-pflichtig
■ Codein	■ Morphinsulfat
■ Tramadol	■ Levomethadon
■ Dextropropoxyphen	■ Hydromorphon
■ Dihydrocodein	■ Piritramid
■ Tilidin/Naloxon	■ Buprenorphin
	■ Pentazocin
	■ Pethidin
	■ Fentanyl

3.1.1 Klassifikation der Opioide

Die Opioide lassen sich in nicht BTM-pflichtige schwache Opioide einteilen und in BTM-pflichtige starke Opioide *(Tabelle 3)*. Zu den schwachen Opioiden gehören neben Codein und Dihydrocodein, Tramadol, Tilidin und Dextropropoxyphen. Die Gruppe der starken Opioide umfasst u.a. Morphinsulfat, Hydromorphon, Levomethadon, Buprenorphin, Pentazocin, Pethidin, Piritramid und Fentanyl.

3.1.2 Wesentliche Morphinwirkungen

Morphin und seine Abkömmlinge sind die stärksten Schmerzmittel, die wir in der ärztlichen Therapie zur Verfügung haben. Mit diesen Medikamenten gelingt es immer, falls erforderlich unter geeigneter Begleitmedikation, die Schmerzzustände zu durchbrechen und eine Linderung herbeizuführen. Allerdings muss diese stark schmerzlindernde Potenz wie bei allen Medikamenten mit Begleiterscheinungen erkauft werden. Diese müssen Betroffene jedoch nicht beeinträchtigen, wenn sie bereits von Therapiebeginn an konsequent mitbehandelt werden.
In *Tabelle 4* sind daher nochmals die zentralen Wirkungen und die peripheren Wirkungen des Morphins sowie die Nebenwirkungen von Opioiden aufgeführt.

Tabelle 4 Wesentliche Morphinwirkungen

Zentrale Wirkungen	Periphere Wirkungen
■ Analgesie ■ Sedierung ■ Euphorie ■ Abhängigkeit, Toleranz ■ Erbrechen*, Hypothermie, Miosis ■ Atemdepression ■ Hustenhemmung ■ Steigerung der ADH-Freisetzung ■ Bradykardie **Zu Beginn der Therapie: Erbrechen* *Bei mehrmaliger Gabe: Antiemetischer Effekt*	■ Erhöhung des Muskeltonus im Magen-Darm-Trakt (spastische Obstipation) ■ Erhöhung des Sphinkter-Tonus im Urogenitaltrakt (Miktionszwang) ■ Hemmung beim Urinieren ■ Histaminfreisetzung: - Hautrötung - Juckreiz

➔ *Die meisten nicht erwünschten Wirkungen des Morphins sind abhängig von der verabreichten Dosis. Eine Obstipationsprophylaxe ist auf jeden Fall von Beginn der Morphingabe an erforderlich.*

Nebenwirkungen von Opioiden

Obstipation (Laxantien), Übelkeit, Erbrechen (Antiemetika), Sedierung, Atemdepression (bei Schmerzpatienten selten), Toleranzentwicklung (intravenöse statt Retard-Form verabreichen).

3.1.3 Opiatabusus

Wie oben erwähnt hat der zunehmend undifferenzierte Gebrauch von Morphium um die Jahrhundertwende wegen seiner beschriebenen euphorisierenden Wirkung zu einem erhöhten Missbrauch geführt, der schließlich in der gesetzgeberischen Reglementierung durch ein BTM-Rezept endete. Auffallend ist auch bei Durchsicht der Literatur, dass bei Therapie von Tumorschmerzen eine Gewöhnung oder Suchtentwicklung offensichtlich zu vernachlässigen ist, wenn bestimmte Grundregeln beachtet werden. Dazu gehört als einfachstes Instrument eine *Erfolgskontrolle mittels Schmerztagebuch (siehe Anhang B: Kopiervorlage von Abb. 3).* Hier kann der Patient das Niveau seiner Schmerzen täglich dokumentieren.

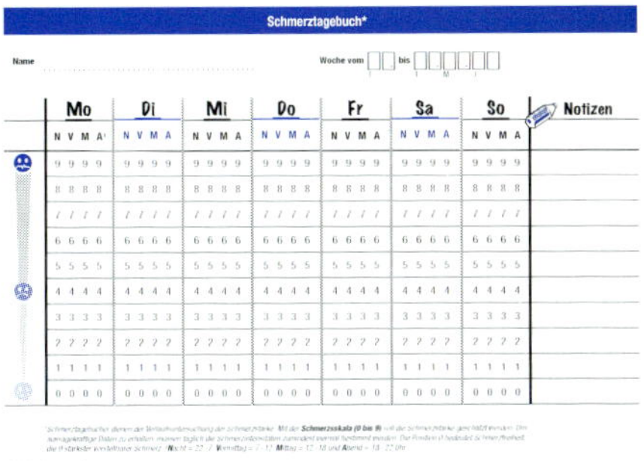

Abb. 3

3.1.4 Wirkmechanismus von Opioiden

Seit der Kenntnis über körpereigene morphinähnliche Substanzen (den Endorphinen) wissen wir, dass diese wirken, indem sie an bestimmte Rezeptoren „andocken", sie damit aktivieren und ihre schmerzlindernde Wirkung erzielen. Es werden mindestens drei Rezeptor-Subtypen unterschieden, die als μ-, κ- und σ-Rezeptoren benannt wurden. Für die Schmerztherapie sind die Bindungsaffinität sowie die Auslösung der intrinsischen Rezeptoraktivität an den μ- und κ- Rezeptoren entscheidend. Agonisten sind Substanzen, die eine hohe Bindungsaffinität und im Gegensatz zu den Antagonisten auch eine starke intrinsische Rezepetoraktivität besitzen. **Agonisten** wie **Morphin** passen mit ihrer Struktur genau in den dafür vorgesehenen **Rezeptor** mit seinem **My-** und **Kappa-Anteil**, aktivieren ihn damit und führen so eine Schmerzfreiheit herbei *(Abb. 4)*.

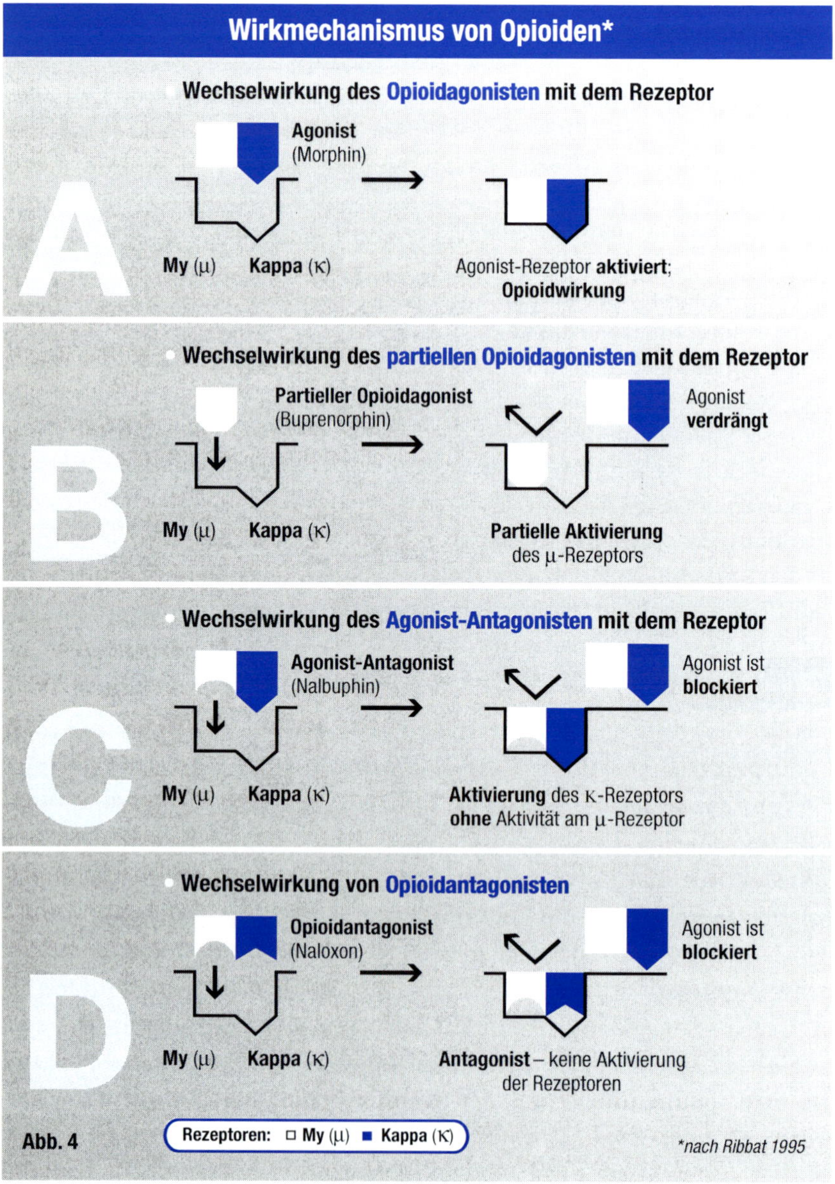
Wirkmechanismus von Opioiden*
A
Wechselwirkung des Opioidagonisten mit dem Rezeptor
Agonist
(Morphin)
My (μ)
Kappa (κ)
Agonist-Rezeptor aktiviert;
Opioidwirkung
B
Wechselwirkung des partiellen Opioidagonisten mit dem Rezeptor
Partieller Opioidagonist
(Buprenorphin)
Agonist
verdrängt
My (μ)
Kappa (κ)
Partielle Aktivierung
des μ-Rezeptors
C
Wechselwirkung des Agonist-Antagonisten mit dem Rezeptor
Agonist-Antagonist
(Nalbuphin)
Agonist ist
blockiert
My (μ)
Kappa (κ)
Aktivierung des κ-Rezeptors
ohne Aktivität am μ-Rezeptor
D
Wechselwirkung von Opioidantagonisten
Opioidantagonist
(Naloxon)
Agonist ist
blockiert
My (μ)
Kappa (κ)
Antagonist – keine Aktivierung
der Rezeptoren
Rezeptoren: □ My (μ) ■ Kappa (κ)
*nach Ribbat 1995

Abb. 4

Das **Buprenorphin** ist ein **partieller Opioidagonist,** der ebenfalls in den Morphinrezeptor passt, ihn aber nur zum Teil ausfüllt, d. h. also nur eine partielle Aktivierung des My-Rezeptors bewirkt. Dadurch hat aber der Morphinagonist keinen Platz mehr im Rezeptor und kann nicht wirksam sein. Daraus folgt, dass die gleichzeitige Gabe von Buprenorphin und Morphin sinnlos ist, da sich beide Substanzen gegenseitig blockieren und sich nicht, wie vielleicht zunächst zu vermuten wäre, in ihrer schmerzlindernden Wirkung verstärken.
Ähnliches gilt für die Wechselwirkung des **Agonist-Antagonisten Nalbuphin,** der teilweise an den Kappa-Rezeptor bindet und den My-Anteil freilässt, und für den **Opioidantagonisten Naloxon**.

3.1.5 Grundregeln der Opioidtherapie

Um unter Opioidtherapie ohne Inkaufnahme wesentlicher Begleiterscheinungen zu einem raschen Erfolg (Schmerzfreiheit) zu gelangen, hat es sich bewährt, einige Grundregeln zu beachten *(Tab. 5)*.

Tabelle 5 Opioidtherapie

Grundregeln der Opioidtherapie
■ Orale Gabe bevorzugt
■ Einnahme nach festem Zeitplan (*nicht nach Bedarf*)
■ Ermittlung der ausreichenden Dosis und des Dosisintervalls (*Schmerztagebuch*)
■ Individueller Behandlungsplan
■ Erfolgreiche Begleittherapie beachten (*Laxantien, Antiemetika, Antihistaminika*)
■ Therapie, solange Indikation besteht (*evtl. lebenslang*)

Orale Gabe bevorzugt

So lange es möglich ist, sollten Opioide in Tropfenform, Tablettenform, Saft oder Granulat gegeben werden, weil diese Galeniken eine schnelle Dosisanpassung und ein rasches Anfluten ermöglichen. Zudem ist über den Gastrointestinaltrakt eine gleichmässige Resorption gewährleistet.

Auch bei Patienten, die Schluckstörungen haben, sollte zunächst versucht werden, diese Applikationsform beizubehalten, z. B. durch Zuführung über eine Sonde.

Einnahme nach festem Zeitschema

Chronische Schmerzpatienten – nicht nur Tumorpatienten – sollten ihre Medikation **immer nach einem festen Zeitplan erhalten** und nicht nach Bedarf, weil so die mögliche Gewöhnung oder ein Suchtpotential fast völlig zu vernachlässigen ist. Allerdings ist es dafür erforderlich, sich über die Halbwertszeit der entsprechenden Medikation im Klaren zu sein und die ausreichende Dosierung zu ermitteln. Zeitplan, Dosisintervall und ausreichende Dosierung lassen sich durch das Führen eines **Schmerztagebuches** dokumentieren.

Individueller Behandlungsplan

Für jeden Patienten ergibt sich ein individueller Behandlungsplan. Die in den Produktinformationen angegebenen Empfehlungen können immer nur ein beratender Hinweis sein. Der tatsächliche Therapieplan wird vom Patienten, von der dokumentierten Schmerzreduzierung bzw. der Schmerzfreiheit bestimmt.

Begleittherapie

Bei der Therapie mit Opioiden ist es grundsätzlich erforderlich, Medikamente gegen Obstipation zu geben. Daher ist die Verordnung von Laxantien obligat, aber auch mögliche andere Begleiterscheinungen sollten durch eine entsprechende Begleittherapie behandelt werden, z. B. mit Antiemetika und/oder Antihistaminika.

Dauer der Therapie

Das einmal gefundene Therapieschema sollte so lange beibehalten werden, wie es wirksam ist. Gegebenenfalls sollte eine Dosisanpassung bzw. eine Modifikation der Begleittherapie erfolgen. Auf jeden Fall muss die Therapie so lange fortgeführt werden, wie die Indikation besteht. Das kann im Fall von Tumorschmerzpatienten evtl. lebenslange Opioidgabe bedeuten.

3.1.6 Stufenschema der medikamentösen Schmerztherapie

Das Stufenschema *(Abb. 5)* zeigt, dass die Gabe von Adjuvantien zu den Analgetika in allen drei Stufen sinnvoll sein kann, um eine Schmerzlinderung bzw. Schmerzfreiheit zu erzielen. Das bedeutet bei Nichtwirksamkeit bzw. abnehmender Wirksamkeit eines peripheren Analgetikums der *Stufe 1* nicht den sofortigen Wechsel zu einem Präparat der *Stufe 2*, sondern zunächst die Kombination mit einem geeigneten Adju-

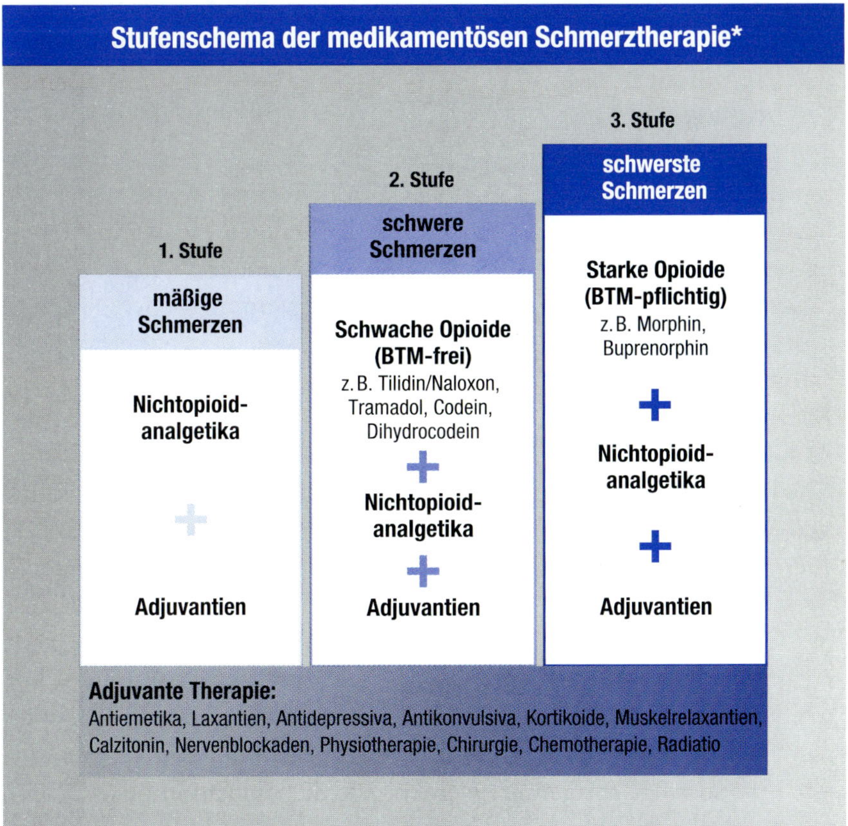

Abb. 5

vanz, um eine Schmerzlinderung herbeizuführen. Ähnliches verdeutlicht die *Stufe 2*, in der nicht nur BTM-freie schwache Opioide zur Anwendung kommen. Hier kann es durchaus sinnvoll sein, eine Kombination mit peripheren Analgetika und entsprechenden Adjuvantien einzusetzen. Gleiches gilt für die *Stufe 3*, in der im Unterschied zur Stufe 2 starke Opioide, die BTM-pflichtig sind, zum Einsatz kommen. Mit gewissen Einschränkungen sind die Substanzen der Stufe 1 untereinander austauschbar, vor allem in Kombination mit einer Opiattherapie der Stufe 2 und 3. Eine Kombination der Präparate der Stufe 2 untereinander bzw. mit den Opiaten der Stufe 3 ist nicht sinnvoll *(Abb. 4, Seite 26)*.

Fallbeispiel

1982 erkrankte eine damals 29-jährige Patientin an Brustkrebs. Die Therapie erfolgte chirurgisch, radiologisch und chemotherapeutisch. Zwei Jahre später traten erstmals gelegentlich ziehende Schmerzen im Schulterbereich der operierten Seite auf, die als leichte Plexusirritation diagnostiziert wurden und zunächst bei Bedarf mit Naproxen oder Paracetamol behandelt wurden. Daraufhin entwickelten sich die kurzen Schmerzepisoden zu einem leichten Dauerschmerz, der dann mit einer Dauermedikation von niedrig dosiertem Paracetamol behandelt wurde. Parallel dazu bekam die Patientin zur psychovegetativen Stabilisierung eine Dauermedikation mit Kombinationen aus Baldrian und Johanniskraut. Unter dieser Medikation war die Patientin bis 1985 schmerzfrei. ***1986*** kam es zu plötzlich auftretenden akuten schwereren Schmerzattacken, die auch mit stärkeren Schmerzmitteln nicht mehr zu kupieren waren. Die daraufhin erfolgte erneute und erweiterte Diagnostik ergab zwei kleine Lungenmetastasen im unteren Lungenlappen der betroffenen Seite, die chirurgisch therapiert wurden. Die Patientin war dann bis auf einen kurzfristigen postoperativen Schmerz im weiteren Verlauf beschwerdefrei. ***1996*** kam es erneut zu heftigen Schmerzen, dieses Mal im Unterleib. Auch diese Schmerzen waren zunächst therapieresistent. Hier ergab die weitere Diagnostik einen von der bisherigen

Tumorerkrankung unabhängigen Tumor des Ovars. Auch dieser Tumor wurde chirurgisch entfernt, jedoch blieben postoperativ die heftigen Unterleibsschmerzen weiterhin bestehen. Daraufhin erfolgte eine Schmerztherapie nach dem *WHO-Stufenschema* zunächst mit einer regelmäßigen Gabe von 4 x 40 Tropfen Metamizol und 4 x 40 Tropfen einer Baldrian-/Johanniskraut-Kombination. Daraufhin war die Patientin mit dieser Medikation für einen Zeitraum von 4 Monaten weitgehend beschwerdefrei. Als diese Medikation nicht mehr ausreichte, wurde die Schmerzmittelmedikation umgestellt von Metamizol auf Tramadol. Hier wurde in einem kurzen Zeitintervall (10 Tage) auf eine Dosierung von 4 x 50 Tropfen Tramadol – nach Zeitschema (alle 6 Stunden) unter Beibehaltung der Begleitmedikation mit der Baldrian-/Johanniskraut-Kombination – auftitriert. Unter dieser Medikation war die Patientin 9 Monate schmerzfrei.

Dann verschlimmerten sich die Schmerzen erneut, so dass eine Modifizierung der Schmerztherapie notwendig wurde. Die Patientin bekam jetzt um *$5.^{00}$ Uhr* 40 Tropfen Metamizol als Schmerzmittel sowie 30 Tropfen Metoclopramid gegen Übelkeit, um *$9.^{00}$ Uhr* erneut 40 Tropfen Metamizol und 1 Tablette retardiertes Morphin 90 mg sowie 8 mg Dexamethason und 1 Esslöffel Lactulose als Abführmittel, um *$13.^{00}$ Uhr* 40 Tropfen Metamizol sowie 30 Tropfen Metoclopramid, um *$17.^{00}$ Uhr* erneut 40 Tropfen Metamizol und um *$21.^{00}$ Uhr* 40 Tropfen Metamizol, 90 mg retardiertes Morphin, 50 mg Doxepin gegen Unruhe, 1 Tablette Ranitidin als Magenschutz sowie 30 Tropfen Metoclopramid. Bei zusätzlichen Schmerzen wurden 20 ml Morphin-Lösung 0,1 %ig (20 mg) und bei Übelkeit 30 Tropfen Metoclopramid gegeben. Durch die langwirksame retardierte Morphin-Galenik war eine stabile Einstellung mit einer zweimaligen Gabe innerhalb von 24 Stunden möglich. Dadurch konnte die Beeinträchtigung durch Nebenwirkungen weitestgehend reduziert werden. Die Zusatzmedikation war nur in Stresssituationen oder bei starken Witterungsschwankungen erforderlich. Die Patientin ist ***1999*** verstorben, war allerdings bis zuletzt wach und beschwerdefrei.

3.1.7 Tumorschmerzbehandlung

Das oben abgebildete Stufenschema der medikamentösen Schmerztherapie ist modifiziert nach dem WHO-Stufenschema zur Tumorschmerzbehandlung wiedergegeben. In dem Flussdiagramm zur Tumorschmerzbehandlung *(Abb. 6)* wird deutlich, dass das ursprüngliche WHO-Stufenschema in der modernen Tumorschmerztherapie einen wichtigen Teilbereich neben anderen Therapiebereichen abdeckt. Die in dem Flussdiagramm erwähnte psychologische Begleittherapie bedeutet nicht gezwungenermaßen, einen Psychologen zur Therapie hinzu zu ziehen. Zunächst geht es hier darum, andere Verfahren dem Patienten als hilfreich plausibel zu machen und ihn dafür zu motivieren. Als besonders hilfreich erwiesen haben sich die progressive Muskelrelaxation nach Jacobson oder die Anwendung der transkutanen elektrischen Nervenstimulation. Auch kann es durchaus von Nutzen sein, dem Patienten entsprechende Literatur zur Schmerzbewältigung und Adressen von Selbsthilfegruppen zur Verfügung zu stellen. Eine Liste von Büchern, die sich seit Jahren im Behandlungskonzept des DRK Schmerzzentrums bewährt haben, ist im *Literaturverzeichnis* zu finden. Das Adressenverzeichnis von regionalen Selbsthilfegruppen und Schmerzzentren sind im *Anhang C* als Kopiervorlage vorhanden. Auch eine Ko-Medikation mit pflanzlichen Präparaten, wie z.B. dem pflanzlichen Anxiolytikum aus Kava-Kava-Derivaten hat sich durchaus bewährt, da es wie alle Phytopharmaka eine niedrige Compliance-Schwelle und ein günstiges Wirkungs-/Nebenwirkungsprofil besitzt. „Last but not least" kann es natürlich von Vorteil sein, bei entsprechender Indikation und Bereitschaft mit dem Patienten eine geeignete Psychotherapie durchzuführen, wie z.B. kognitive Verhaltenstherapie oder Schmerzbewältigungstraining in Gruppen, beides Verfahren, die sich auch in der Schmerztherapie bei Tumorpatienten bewährt haben.

Tumorschmerzbehandlung*

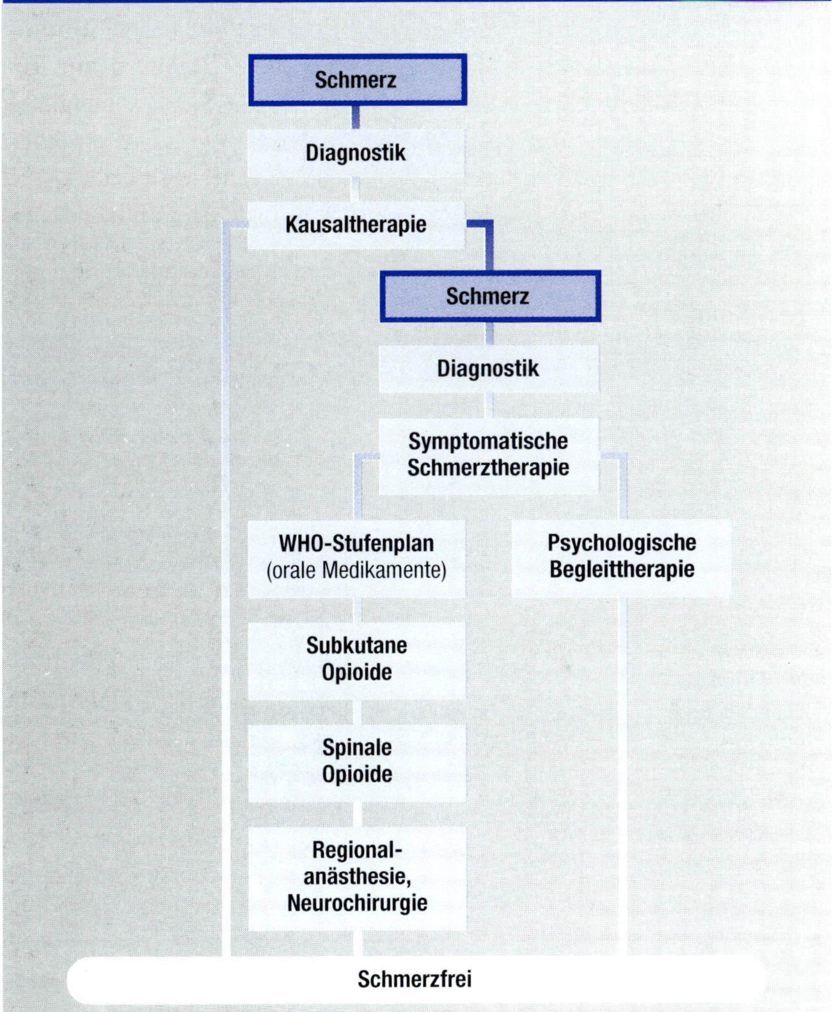

Abb. 6 Flussdiagramm zur Tumorschmerzbehandlung **nach Ribbat 1999*

3.1.8 Adjuvante Therapien bei Tumorschmerzen

Unterschiedliche Tumore rufen unterschiedliche Schmerztypen hervor, die nicht immer alle auf das oben beschriebene Flussdiagramm bzw. Stufenschema gleich gut ansprechen. Es hat sich daher bewährt, bei Nichtansprechen der eingeschlagenen Therapie zunächst zusätzlich Koanalgetika zu geben und eine Alternativbehandlung oder Zusatzbehandlung zu starten. Sowohl Koanalgetika als auch Alternativ- oder Zusatzbehandlungen sind je nach Schmerztyp unterschiedlich und daher in der *Tabelle 6* nach *Zenz* wiedergegeben.

Tabelle 6 Adjuvante Therapien bei Tumorschmerzen*

Schmerztyp	Koanalgetika	Alternativ- oder Zusatzbehandlung
Knochen (Arthralgie)	Nichtopioide Analgetika, Kortikoide	Lokalisiert: Perkutane Radiatio Lokalisiert (*Rippe*): Chemische Neurolyse (*Diffus: Radionukleide*)
Weichteilinfiltration	Nichtopioide Analgetika, Kortikoide	Perkutane Radiatio
Lymphödem	Kortikoide, Diuretika	Kompressionsverband, Lymphdrainage, Lagerung, Sympathikusblockaden
Muskelverspannungen	Muskelrelaxantien	Physiotherapie, therapeutische Lokalanästhesie, Entspannungsverfahren
Kephalgie bei Hirndruck	Kortikoide, Diuretika, evtl. Anfallsprophylaxe	Lagerung, Radiatio
Kapselschmerz (Milz, Leber)	Nichtopioide Analgetika, Kortikoide	Coeliacus Neurolyse, Radiatio
Nervenkompression, Nervendestruktion	Kortikoide, Antikonvulsiva, Antidepressiva	Radiatio, chemische Neurolyse, chemische Sympathikolyse

**Zenz 1995*

3.2 Nichtopioide Schmerzmittel

3.2.1 Nichtsteroidale Antirheumatika (NSAR)

Diese Medikamentengruppe stellt den Großteil der zur Verfügung stehenden Schmerzmittel im Bereich der Nichtopioide dar. Es handelt sich um Medikamente, die neben einer analgetischen auch noch eine antipyretische und antiphlogistische Eigenschaft aufweisen. Sie wirken über eine **Hemmung der Prostaglandinsynthese**. Sie können daher sowohl bei chronischen als auch bei akuten Schmerzen eingesetzt werden. Voraussetzung ist allerdings, dass diese Schmerzen durch eine erhöhte Konzentration von Prostaglandinen hervorgerufen werden. Da Prostaglandine vor allem bei der Schmerzauslösung im Rahmen einer chronischen Polyarthritis oder eines akuten Gichtanfalls oder bei chronisch degenerativen Gelenkerkrankungen eine Rolle spielen, ist hier das Haupteinsatzgebiet zu sehen. Darüber hinaus können diese Analgetika bei Schmerzen, die durch Knochenmetastasen im Zusammenhang mit einer Tumorerkrankung hervorgerufen werden, sehr gut eingesetzt werden. Wichtig ist, dass die **nichtsteroidalen Antirheumatika nach Zeitschema** und nicht nach Bedarf **verabreicht** werden sollten, um eine Gewöhnung und damit eine dadurch bedingte Dosiserhöhung frühzeitig zu unterbinden. Dazu ist es wichtig, die maximale Einzeldosierung und das maximale Dosisintervall zu berücksichtigen, so wie es in *Tabelle 7* wiedergegeben ist. Die Haupteinschränkung für die Therapie mit den NSAR besteht in den in der *Tabelle 7* beschriebenen **Nebenwirkungen**. Diese Nebenwirkungen treten in der Regel nach längerer Gabe bzw. bei höheren Dosierungen auf, können jedoch in Einzelfällen auch schon bei gering dosierten Einzelgaben auftreten und bedeuten dann eine Beendigung dieser Therapie. Deswegen hat die pharmazeutische Industrie versucht, Kombinationspräparate zu entwickeln, bei denen das NSAR als retardierte Form in geringen Dosierungen kontinuierlich an den Stoffwechsel abgegeben wird bzw. in denen die Säuren dieser Medikamente, die hauptsächlich für die Nebenwirkungen verantwortlich sind, durch entsprechende Gegenmittel (Magen-Schleimhautschutz) abgepuffert werden. Allen diesen Medikamenten ist gemeinsam, dass ab einer bestimmten Maximaldosierung eine weitere Dosiserhöhung keine weitere

Tabelle 7 Dosierungen und Nebenwirkungen nichtopioider Analgetika

Präparat	Einzeldosis in mg	Dosisintervall in Stunden	Nebenwirkungen
Acetylsalicylsäure	500–1000	4– 6	gastrointestinale Beschwerden, Blutungen, Ulzera, Hautreaktionen, Hemmung der Thrombozytenaggregation, Nierenfunktionsstörungen, pseudoallergische Reaktion, Blutbildveränderungen
Diclofenac	50– 100	6– 8	
Ibuprofen	400– 600	6– 8	
Naproxen	250– 500	8–12	
Piroxicam	20	24	
Paracetamol	500–1000	4– 6	Lebertoxizität (> 10 g/Tag)
Metamizol	500–1000	4– 6	Agranulozytose, allergische Reaktionen, Kreislaufschock
Propyphenazon	500–1000	4– 6	
Phenazon	500–1000	4– 6	

Schmerzreduzierung bringt. In diesen Fällen sollte dann das Präparat gewechselt bzw. entsprechend dem oben beschriebenen Stufenplan bei gegebener Indikation ein Opioid eingesetzt werden.

3.2.2 Andere nichtopioide Analgetika

Paracetamol

Das Paracetamol ist kein NSAR, wie die oben beschriebenen Präparate, sondern ein **Anilinderivat**, das in der klinischen Anwendung eine annähernd gleiche Schmerzlinderung bewirkt wie die Acetylsalicylsäure (ASS). Es hat keine antiphlogistischen Wirkungen, zeigt jedoch bei entsprechender Anwendung eine deutliche Fiebersenkung. Dieses Präparat hat den Vorteil, dass es in **unterschiedlichen Galeniken** (Zäpfchen, Tablette oder Saft) und in unterschiedlichen **Dosierungen** angewendet werden kann. Es ist daher sehr gut geeignet, leichtere Schmerzen und fieberhafte Erkrankungen bei Kindern zu behandeln. Dabei sollte allerdings auf die Einhaltung des therapeutischen Fensters geachtet werden (Kleinkinder 125 mg, Schulkinder 250 mg, ab dem 12. Lebensjahr 500 mg bis zu einer maximalen Einzeldosierung von 1000 mg beim Erwachsenen). Deutliche Dosisüberschreitungen bzw. längerfristige Einnahme in höheren Dosierungen können schädigend auf den Leberstoffwechsel wirken. Dieses Präparat wird vor allem empfohlen, wenn eine Schmerzmitteltherapie mit NSAR-Präparaten infolge Nebenwirkungen abgebrochen werden musste. Die Behandlung kann mit Paracetamol in höheren Dosierungen fortgesetzt werden.

Flupirtin

Zunächst ging man davon aus, dass Flupirtin ein zentral wirksames Analgetikum ist, da es Interaktionen mit den Opiatrezeptoren zeigt. Noch ist der genaue Wirkmechanismus dieses Präparates unklar, da Flupirtin keinen Einfluss auf die Prostaglandinsynthese hat und auch nicht auf die Opiatrezeptoren im zentralen Nervensystem wirkt. Flupirtin zeigt eine gute analgetische Wirkung, die ungefähr mit den schwachen Opioiden wie Tramadol vergleichbar ist. Gegenüber diesen Substanzen hat es den Vorteil, dass es kein Gewöhnungs- und kein Suchtpotential aufweist, so dass es für die längere Analgetika-Therapie chronischer Schmerzen und auch für die Schmerztherapie in der Geriatrie ein Mittel der Wahl darstellen kann. Auch hier sollte eine Verabreichung nach Zeitschema erfolgen, wobei eine Tageshöchstdosierung von 600 mg oral nicht überschritten werden sollte. Bei Einhalten dieser Dosierung sind unter klinischen Bedingungen so gut wie keine Nebenwirkungen beobachtet worden.

Metamizol

Metamizol ist ein **Pyrazolderivat**, das ähnlich gute analgetische Wirkungen wie die nichtsteroidalen Antirheumatika oder das Paracetamol hat. Der Hauptvorteil dieses Präparates besteht jedoch in seiner **krampflösenden Wirkungsweise**, weswegen es bei allen Schmerzzuständen, die mit Verspannungen einher gehen, eingesetzt werden kann; vor allem auch bei kolikartigen Schmerzen. Auch in der Tumorschmerz-

therapie kann es eingesetzt werden, wenn die Schmerzen mit NSAR infolge drohender oder bestehender Nebenwirkungen nicht therapiert werden können und wenn die Schmerzen nicht infolge einer Entzündung aufgetreten sind. Zu Beginn der 80er Jahre traten Einzelfälle einer toxischen Agranulozytose auf. Beim Absetzen des Medikamentes ist die Agranulozytose rückläufig, wenn sie rechtzeitig erkannt wird.
Eine häufigere Nebenwirkung, die im klinischen Alltag eine größere Rolle spielt, ist die Auswirkung auf den Kreislauf bei vor allem intravenöser Applikation dieses Medikamentes. Hier kann es zu einem deutlichen Blutdruckabfall bis hin zum Kreislaufschock kommen, wenn Metamizol zu schnell injiziert wird.
Die intensitätsbezogene Schmerztherapie mit unterschiedlichen Analgetika kann der Schmerzmittelpyramide *(Abb. 7)* entnommen werden, wo einzelne Beispiele aufgeführt sind, ohne dass damit einer individuellen Schmerztherapie vorgegriffen werden sollte.

3.3 Antidepressiva in der Schmerztherapie

Die Indikation für den Einsatz von Antidepressiva in der Schmerztherapie besteht vor allem in der Therapie chronischer Schmerzen *(Abb. 8)*. Dauerschmerzen oder chronische Schmerzen halten über Wochen und Jahre an. Ihre eigentliche Warnfunktion haben sie verloren, denn die Betroffenen haben längst erfahren, dass irgend etwas nicht stimmt, nur die eigentliche Ursache ist vielfach nicht mehr zu finden bzw. nicht mehr zu behandeln oder zu beseitigen. Dies gilt beispielsweise bei chronischen Kreuzschmerzen oder bei chronischen Kopfschmerzen. Der chronische Schmerz ist damit zu einer eigenständigen Krankheit mit ausgeprägten körperlichen und seelischen Folgen geworden. Die Schmerzen hindern den Betroffenen nicht nur bei den alltäglich erforderlichen Selbstverständlichkeiten, sie bringen oftmals auch noch andere quälende Begleit- und Folgeerscheinungen mit sich. Von daher ist es wichtig, mit dem Patienten frühzeitig über die Einsatzmöglichkeiten von Antidepressiva in der Therapie chronischer Schmerzen zu sprechen, um nicht

Schmerzmittelpyramide*

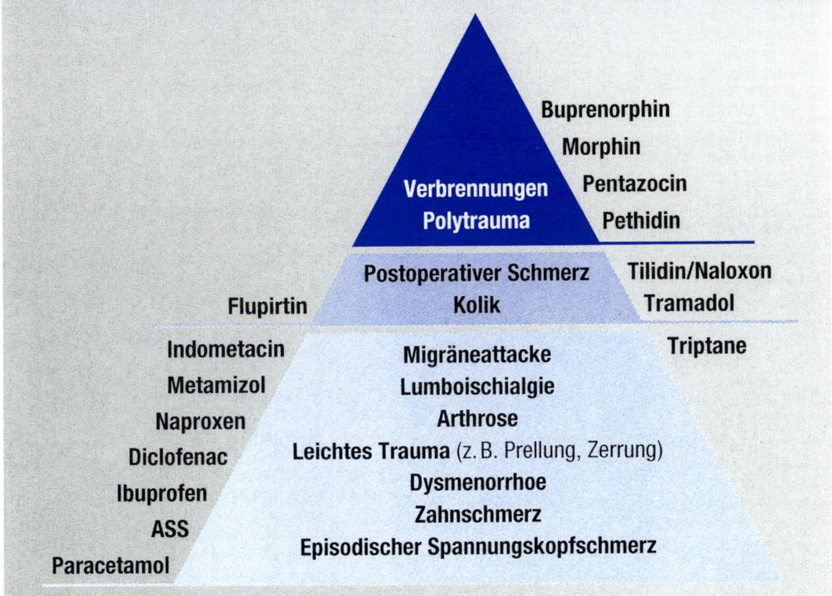

Abb. 7 Akutschmerztherapie

**nach Ribbat 1995*

nur die Schmerzen selbst, sondern auch die oben beschriebenen Begleiterscheinungen frühzeitig zu lindern und dem Patienten damit wieder eine bessere Lebensqualität zu ermöglichen.

Die in der *Abbildung 8* angegebenen Indikationen für Antidepressiva sind am besten untersucht und dokumentiert für die **trizyklischen Antidepressiva** Amitriptylin und Doxepin. Diese Substanzen wirken in einer relativ niedrigen Dosierung (10–10–25 mg) rasch schmerzdistanzierend und ermöglichen so dem Patienten eine zunehmende Aktivitätssteigerung und Verbesserung der Lebensqualität. Diese Medikamente dürfen daher heute in keinem Therapieschema zur Behandlung chronischer Schmerzzustände fehlen, da durch sie die notwendige Anal-

Therapie chronischer Schmerzen

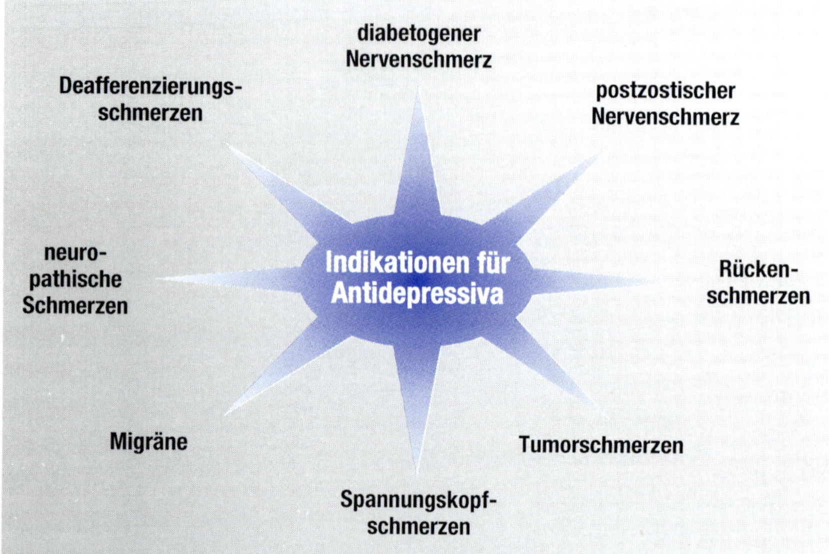

Abb. 8 Einsatz von Antidepressiva in der Therapie chronischer Schmerzen

getika-Dosis reduziert werden kann. Zu erwähnen ist, dass Amitriptylin im Gegensatz zu anderen trizyklischen Antidepressiva nicht nur Begleitsymptome lindert, sondern wegen seiner zusätzlichen analgetischen Wirkung auch zur Basistherapie (z. B. bei Spannungskopf- und Rückenschmerzen) eingesetzt werden kann. Die Haupteinschränkung für dieses Therapieschema besteht allerdings in den Nebenwirkungen der trizyklischen Antidepressiva wie Mundtrockenheit, Akkommodationsstörungen, Verstopfung und Schweißausbrüche. Diese führen dazu, dass die Patienten trotz zunächst positiver Erfolge wie Schmerzlinderung und Aktivitätssteigerung mittelfristig nach Alternativen suchen, da diese Nebenwirkungen sie zu stark beeinträchtigen.

Die neueren Antidepressiva **(selektive Serotonin-Wiederaufnahmehemmer)** zeigen in einzelnen Fällen auch eine ausreichende schmerzdistanzierende Wirkung, ohne die Nebenwirkungen der trizyklischen Antidepressiva aufzuweisen. Über diese Substanzen gibt es jedoch noch keine ausreichend gesicherten Daten, so dass sie als Standard in der Schmerztherapie bisher nicht empfohlen werden können.
Einen ganz anderen Stellenwert in der Schmerztherapie mit Antidepressiva haben die **Phytopharmaka** – die **pflanzlichen Antidepressiva** – wie z.B. hochdosierte, standardisierte Johanniskrautextrakte oder Kava-Kava-Präparate. Die Wirkstoffe im Johanniskraut sind das Hypericin und das Hyperforin. Diese Substanzen hemmen ähnlich wie bei den chemischen Antidepressiva die Wiederaufnahme von Serotonin, Noradrenalin sowie Dopamin und wirken damit bei der Therapie chronischer Schmerzen ebenso antidepressiv bzw. schmerzdistanzierend. Der Vorteil dieser Präparate besteht darin, dass sie eine gleiche schmerzdistanzierende/antidepressive Wirkung wie chemische Antidepressiva mittlerer Potenz (Amitriptylin oder Doxepin in niedriger Dosierung) haben und vor allem, dass sie nicht das typische Nebenwirkungsprofil der trizyklischen Antidepressiva aufweisen. Die einzige Nebenwirkung, die klinisch von Bedeutung sein könnte, ist das seltene Auftreten von erhöhter Lichtempfindlichkeit bei hochdosierter Johanniskrauttherapie; hier sollte bei entsprechender Veranlagung bzw. Exposition die Dosierung reduziert oder das Präparat gewechselt werden. Ein weiterer Vorteil besteht darin, dass bei einer Antidepressivatherapie mit Phytopharmaka die Compliance der Patienten wesentlich besser ist. Damit lässt sich eine Schmerztherapie mit einer Kombination von Schmerzmitteln und Phytopharmaka wesentlich leichter und effektiver gestalten als bei anderen Schemata. Chronische Schmerzen sind nicht nur häufig mit Depressionen, sondern durchaus auch mit innerer Unruhe, Angstzuständen und vermehrter Anspannung verbunden. Zur Beseitigung dieser Angst- und Verspannungszustände kann es in der Therapie chronischer Schmerzen sehr hilfreich sein, pflanzliche Präparate wie z.B.

Kava-Kava-Präparate einzusetzen, die eine deutliche anxiolytische Wirkung aufweisen, jedoch ein niedriges Nebenwirkungsprofil zeigen. Für eigenständige Angsterkrankungen mögen diese pflanzlichen Anxiolytika zu schwach sein, in der Behandlung von chronischen Schmerzzuständen mit konsekutiven Angst- und Verspannungszuständen stellen sie jedoch wegen der besseren Compliance bei den Patienten und des deutlich geringeren Nebenwirkungsprofils das Mittel der Wahl dar. Die Psyche spielt für die Schmerzempfindung eine wichtige Rolle. Die Schmerzen werden nicht einfach aus dem Rücken ans Gehirn weitergeleitet, sondern entstehen erst dort. Dabei spielen neben dem körperlichen Zustand auch die psychischen Faktoren eine Rolle. Die **Psychotherapie** hat deshalb bei der Schmerztherapie ihre Berechtigung. Mit Hilfe von psychologischen Techniken, wie einer kognitiven Verhaltenstherapie oder Schmerzbewältigungstrainings in Gruppen, kann der Schmerz deutlich schwächer wahrgenommen werden.

4 Einsatzgebiete

4.1 Kopfschmerzen

4.1.1 Migräne

Bei der Migräne handelt es sich meistens um einen Schmerz, der bevorzugt eine Kopfhälfte befällt. Die Migräne tritt in Attacken auf, wobei die einzelnen Attacken beim Erwachsenen vier Stunden bis maximal 72 Stunden dauern können. Zwischen den Attacken bestehen schmerzfreie Intervalle. Die Migräneattacken selbst sind relativ einfach zu erkennen durch ihren pulsierenden, pochenden oder auch klopfenden Schmerzcharakter, der oft in den frühen Morgenstunden mit einer mäßigen bis starken Schmerzintensität meist einseitig (kann aber auch nur den Hinterkopf befallen) oder auch beidseitig auftritt. Dieser Schmerz wird von Beginn an begleitet von vegetativen Symptomen wie Übelkeit und Erbrechen und/oder Licht- sowie Wärmeempfindlichkeit. Ein weiteres wichtiges Erkennungszeichen ist, dass während der Migräneattacke jegliche körperliche Aktivität den Schmerz verstärkt.

Bei 10% aller Migränepatienten gehen den Kopfschmerzen neurologische Reiz- und Ausfallerscheinungen (Flimmerphänomene, Sensibilitäts- und Sprachstörungen) – eine Aura – voraus. Diese neurologischen Ausfälle entwickeln sich innerhalb von 5 bis 30 min und hören nach 60 min vollständig auf. Zusammen oder innerhalb einer Stunde nach deren Ende fängt dann der typische Migäneschmerz an.

Die Diagnose der Migräne stützt sich auf Anamnese und klinischen sowie neurologischen Befund. Zusatzuntersuchungen wie z.B. Computer-, Kernspintomographie und Ultraschallmethoden sind nur angezeigt, wenn symptomatische Kopfschmerzen (z.B. durch ein Trauma in der Vorgeschichte, vorausgehende epileptische Anfälle, Persönlichkeitsveränderungen) vermutet werden.

Akuttherapie

Bei der Akuttherapie der Migräneattacke empfiehlt die Deutsche Migräne- und Kopfschmerzgesellschaft (DMKG), dass nach dem folgenden Stufenschema (Abb. 9) vorzugehen ist. ASS, Ibuprofen und Paracetamol sind die Analgetika erster Wahl bei der Therapie von leichten bis mittel-

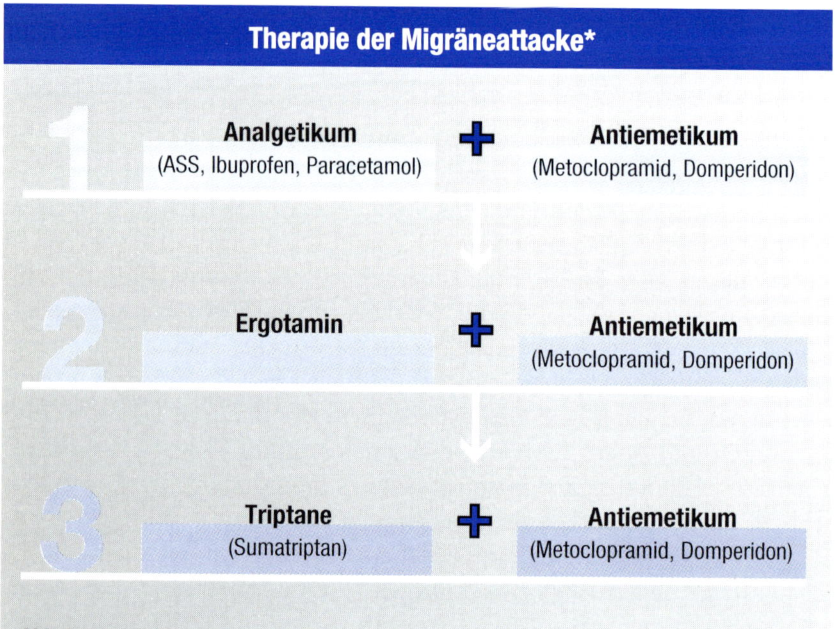

Abb. 9 Akuttherapie *nach DMKG

gradigen Migränekopfschmerzen. Bei den mittelschweren bis schweren Attacken kann zuerst mit einem Analgetikum behandelt werden. Ist dieses nicht ausreichend wirksam oder treten nicht tolerable Nebenwirkungen auf, sollten Triptane (Sumatriptan) zum Einsatz kommen. Zu beachten ist, dass Sumatriptan und Ergotamin nicht zusammen oder nacheinander eingenommen werden dürfen. Zusätzlich zu den Analgetika sollten zur Besserung der vegetativen Begleitsymptome (Übelkeit) und zur besseren Resorption und Wirkung der Analgetika Antiemetika wie Metoclopramid oder Domperidon verabreicht werden.

Die **Ergotalkaloide (nicht-selektive Serotoninagonisten)** können die Dauer sowie die Kopfschmerzintensität während einer Migräneattacke vermindern, haben aber Nebenwirkungen wie Übelkeit, Schwindel, Mundtrockenheit und Durchblutungsstörungen. Die gehäufte Einnah-

me kann zu einem Ergotamin-induzierten Kopfschmerz oder zu einer generalisierten Gefäßerkrankung, die dann als Ergotismus bezeichnet wird, führen. Seit ca. 10 Jahren stehen modernere Migränemittel zur Verfügung. Es sind dies Weiterentwicklungen von den nicht-selektiven Serotoninagonisten hin zu den **selektiven Serotoninagonisten**. Diese Substanzen bezeichnet man als **Triptane**. Diese Serotoninagonisten haben nur eine Affinität zu bestimmten Rezeptorsubtypen des Serotoninstoffwechsels. Dies bewirkt, dass in erster Linie eine Kontraktion der Hirnhautgefäße durch sie erfolgt. Die Wirkung auf andere Gefäße ist geringer ausgeprägt. Darüber hinaus binden diese Substanzen auch an die Nervenenden des Trigeminusnervs und haben somit eine hemmende Wirkung auf die Freisetzung von Entzündungsmediatoren. Ein weiterer Vorteil der Triptane besteht darin, dass es diese Medikamente in verschiedensten Galeniken (Tabletten in unterschiedlichen Dosierungen, Nasalspray, Tabletten, die sich sofort auf der Zunge auflösen, Subcutaninjektionen und Zäpfchen) gibt. Da sowohl die Triptane als auch die Ergotalkaloide Serotoninagonisten darstellen, gelten für beide Substanzklassen die gleichen Kontraindikationen wie koronare Herzkrankheit, nicht oder unzureichend eingestellter Hypertonus, arterielle Verschlusskrankheit, keine gleichzeitige Einnahme von Präparaten aus beiden Substanzklassen.
Als **Nebenwirkungen** der Triptane sind bekannt: Schwindelgefühl, vorübergehende Müdigkeit, geringer Blutdruckanstieg, Benommenheit und Engegefühl in der Brust.

Intervallprophylaxe

Neben der Akuttherapie der Migräneattacke besteht grundsätzlich auch die Möglichkeit, eine sog. Intervallprophylaxe der Migräneerkrankung durchzuführen. Diese Migräneattackenprophylaxe ist indiziert, wenn mehr als zwei bis drei Attacken pro Monat auftreten oder wenn die Attacken mit einer prolongierten Aura verbunden sind. Ebenfalls sollte eine Intervallprophylaxe erwogen werden, wenn die Migräneattacken jeweils mehr als 48 Stunden dauern oder eine äußerst schwere Schmerzintensität entwickeln. Ebenfalls ist eine Prophylaxe indiziert, wenn die Migräneattacken gegen die Akuttherapie resistent sind bzw. wenn die übliche Attackentherapie nicht möglich oder nicht ausreichend ist. Man kann eine Intervallprophylaxe der Migräneerkrankung entweder mit einem Präparat aus der Gruppe der **Betarezeptorenblocker** durchführen (Mittel der ersten Wahl) oder mit **Calciumkanalblocker** (Mittel der zweiten Wahl) oder mit einem **Serotoninantagonisten** (Mittel der dritten Wahl). Grundsätzlich sollte bei einer Intervallprophylaxe eine einschleichende Dosierung beachtet werden, wobei sich ein Therapieeffekt erst nach sechs bis acht Wochen beurteilen läßt. Falls diese Therapie eine gute Wirkung zeigt, sollte sie über einen Zeitraum von sechs bis neun Monaten kontinuierlich weitergeführt werden.

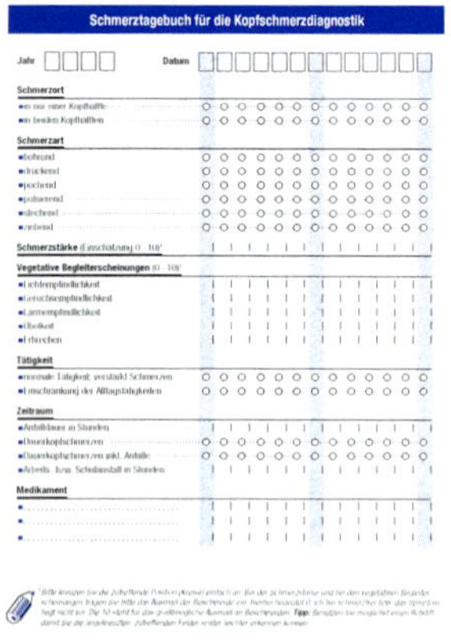
Schmerztagebuch für die Kopfschmerzdiagnostik

Jahr

Datum

Schmerzort

Schmerzart

Schmerzstärke

Vegetative Begleiterscheinungen

Tätigkeit

Zeitraum

Medikament

Abb. 10

Erst danach sollte über eine mögliche Beendigung bzw. Modifikation nachgedacht werden. Dazu ist es unbedingt notwendig, dass der Patient den Verlauf seiner Erkrankung in einem Kopfschmerztagebuch *(Abb. 10; als Kopiervorlage in Anhang D)* dokumentiert. Nur so ist eine verbindliche Information über Frequenz- bzw. Intensitätsabnahme der einzelnen Attacken zu bekommen.

Die beiden **Betarezeptorenblocker Metoprolol** und **Propranolol** haben einen sedierenden Einfluss auf das Herz-Kreislaufsystem. Eine Intervallprophylaxe mit diesen Präparaten ist bei ängstlichen, unruhigen und nervösen Patienten zu empfehlen, ebenso bei Patienten, die zu Panikattacken neigen. Auch bei einer leichten Hypertonie und vegetativer Agitiertheit mit Tremor und vermehrtem Schwitzen sind diese Substanzen bevor-

zugt einzusetzen. Dagegen sollte Metoprolol oder Propranolol nicht bei sportlich aktiven Patienten, bei niedrigem Blutdruck oder wenn Muskelkrämpfe in der Anamnese bekannt sind, angewendet werden. Auch Impotenz stellt eine Kontraindikation dar. Bei längerfristiger Anwendung dieses Therapieschemas kann es durchaus zu Libidoverlust bzw. Impotenz kommen, was eine Beendigung der Therapie bedeutet.
Eine medikamentöse Prophylaxe der Migräne mit dem **Calciumkanalblocker Flunarizin** bietet sich bei Patienten an, die gleichzeitig unter Epilepsie oder Morbus Menière leiden. Ebenso kann Flunarizin bei magersüchtigen Patienten bzw. Patienten mit Einschlafproblemen angewandt werden. Dagegen sollte Flunarizin nicht eingesetzt werden bei übergewichtigen Patienten. Denn eine Therapie mit dieser Substanz zieht fast immer eine Gewichtszunahme von 5 bis 10 kg nach sich. Auch depressive Patienten bzw. Patienten, die vermehrt müde sind, sollten von dieser Therapie ausgeschlossen werden.
Der periphere **Vasodilatator Cyclandelat** ist die Substanz, die das beste Nebenwirkungsprofil hat, nämlich kaum Nebenwirkungen. Aber auch das Cyclandelat scheint bezüglich seiner Wirksamkeit nur für eine bestimmte Patientengruppe hilfreich zu sein. Trotzdem ist immer ein Therapieversuch mit dieser Substanz zu empfehlen, wenn andere Intervallprophylaktika sich als wirkungslos erwiesen haben bzw. wegen ihrer Nebenwirkungen nicht in Frage kamen.

Beendigung der Migräneprophylaxe

Wenn ärztlicherseits bzw. auf Wunsch des Patienten eine Intervallprophylaxe beendet werden muss, kann man Flunarizin, Cyclandelat und Serotoninantagonisten sofort absetzen. Betablocker und Valproinsäure sollte man langsam ausschleichen.

Menstruelle Migräne

Etwa 7–10 % der Migränikerinnen leiden unter einer menstruellen Migräne, die im Zeitraum von zwei Tagen vor bis drei Tage nach Beendigung der Blutung auftritt und insgesamt 3 bis 7 Tage dauert. Der wahrscheinliche Auslösefaktor dieser Migräneart ist der natürliche Abfall des Östrogenspiegels vor Beginn der Periode. Bei einer Attackendauer von maximal 3 Tagen wird mit einer Kombination von Domperidon und ASS behandelt. Bei fehlendem Effekt sollte Sumatriptan eingesetzt werden. Bei Attacken, die mehr als drei Tage anhalten, ist eine Kurzzeitprophylaxe mit Naproxen (2 x 500 mg) 2 Tage vor dem zu erwartenden Kopfschmerz bis zum Ende der Blutung angebracht.

4.1.2 Spannungskopfschmerzen

Der Spannungskopfschmerz läßt sich von der Migräneattacke relativ leicht unterscheiden. Es handelt sich hierbei um einen beidseitigen Kopfschmerz, der ziehend oder drückend sein kann. Die einzelne Attacke kann bei dem episodischen Spannungskopfschmerz eine halbe Stunde bis zu sieben Tagen dauern. Bei mehr als 16 Kopfschmerztagen pro Monat bzw. mehr als 180 pro Jahr (Kopfschmerzkalender) spricht man definitionsgemäß von einem chronischen Spannungskopfschmerz. Ein weiteres wichtiges Erkennungszeichen ist, dass körperliche Aktivität die Kopfschmerzen nicht verstärkt. Wichtig ist der Hinweis, dass auch Spannungskopfschmerzen durchaus vegetative Begleiterscheinungen wie Übelkeit, Erbrechen sowie Licht- und Lärmempfindlichkeit haben können. Allerdings sind diese vegetativen Begleiterscheinungen nicht so stark ausgeprägt wie bei der Migräne und sie treten nicht zu Beginn der Spannungskopfschmerzattacke auf, sondern erst nach einem deutlichen Zeitintervall mit Zunahme der Schmerzintensität.

Episodischer Spannungskopfschmerz

Die medikamentöse Therapie des episodischen Spannungskopfschmerzes ist eine Domäne der NSAR. Häufig eingesetzte Analgetika sind ASS, Paracetamol, Naproxen-Natrium, Ibuprofen und auch Diclofenac.

Chronischer Spannungskopfschmerz

Die medikamentöse Therapie des chronischen Spannungskopfschmerzes sollte nicht mit einer Dauermedikation von Schmerzmitteln erfolgen, da dadurch zusätzlich sehr leicht ein medikamenteninduzierter Kopfschmerz entstehen kann. Mittel der Wahl für die medikamentöse Therapie von chronischen Spannungskopfschmerzen ist nach heutigem Wissensstand der niedrig dosierte Einsatz von trizyklischen Antidepressiva wie Amitriptylin oder Doxepin, wobei häufig eine einmalige abendliche Gabe von 25 mg durchaus für eine akzeptable Schmerzdistanzierung beim Patienten ausreicht.

4.1.3 Cluster-Kopfschmerz

Beim Cluster-Kopfschmerz handelt es sich um einen streng einseitigen, äußerst intensiven Schmerz, der um das Auge herum bzw. hinter dem Auge, aber auch in der Stirn-, Augen-, Schläfenregion lokalisiert ist. Der Cluster-Kopfschmerz tritt in Attacken auf, wobei die einzelnen Attacken zwischen 15 Minuten und drei Stunden andauern können. Er ist leicht zu diagnostizieren, wenn mehrere der folgenden Begleitsymptome wie Ptosis, Miosis, vermehrter Tränenfluss, „verstopfte und/oder laufende Nase", konjunktivale Injektion und vermehrtes Schwitzen in der betroffenen Gesichtsregion vorliegen. Die Cluster-Kopfschmerzen treten typischerweise jahreszeitlich gehäuft auf (Sommer und Winter oder Herbst und Frühling) mit einer geringen Frequenz von einer Attacke jeden zweiten Tag oder einer häufigen Frequenz mit bis zu acht Attacken pro Tag.

Therapie des Cluster-Kopfschmerzes

Bei einer niedrigen Frequenz von einer Attacke jeden zweiten Tag bis zu zwei Attacken pro Tag ist Mittel der Wahl Sumatriptan s.c., bei einer höheren Attackenfrequenz ist dieses Therapeutikum wegen der möglichen Überdosierung nicht mehr anzuwenden. Bei einer höheren Frequenz ist eine Therapie mit sieben Litern Sauerstoff über die Nasalsonde während der Attacke zu empfehlen. Eine prophylaktische Therapie der

Cluster-Kopfschmerzepisoden ist mit bis zu 540 mg Verapamil oder mit 80 mg Prednison ausschleichend oder mit Lithium bei einem Serumspiegel von 0,8 mmol/l möglich.

4.1.4 Chronisch-paroxysmale Hemicranie

Eine chronisch-paroxysmale Hemicranie ist charakterisiert durch einen einseitigen Schmerz der Augen- und Schläfenregion, der maximal 45 Minuten dauert und von Ptosis und vermehrtem Tränenfluss ebenso begleitet sein kann wie von Rhinorrhoe, Lidödem und konjunktivaler Injektion. Im Gegensatz zum Cluster-Kopfschmerz, von dem fast ausschließlich Männer betroffen sind, leiden unter chronisch-paroxysmaler Hemicranie hauptsächlich Frauen. Die Attackenfrequenz ist deutlich höher als die beim Cluster-Kopfschmerz (> 5 Attacken/Tag). Mittel der Wahl zur Therapie einer chronisch-paroxysmalen Hemicranie ist Indometacin bis zu einer Maximaldosis von 150 mg täglich, worunter diese Schmerzen sofort gestoppt werden, im Gegensatz zu den Cluster-Kopfschmerzen, weswegen die Therapie mit dieser Substanz durchaus auch differentialdiagnostisch eingesetzt werden kann.

4.1.5 Sunct-Syndrom

Das **Sunct-** („**s**hortlasting **u**nilateral **n**euralgiform headache attacks with **c**onjunctival injection, **t**earing, sweating and rhinorrhoea") Syndrom ist 1989 erstmalig beschrieben und bisher sehr selten aufgetreten. Es hat Überschneidungen zwischen dem Cluster-Kopfschmerz und der Trigeminusneuralgie. Beim Sunct-Syndrom handelt es sich um eine einseitige, periorbitale, stechende Schmerzattacke, die maximal zwei Minuten dauert. Sie wird begleitet von Gesichtsschwitzen, Ptosis, Miosis, Lidödem und konjunktivaler Injektion. Die Symptome eines Sunct-Syndroms lassen sich auslösen durch mechanische Trigger wie z. B. Gähnen, schnelles Gehen oder Laufen. Eine Therapie ist bisher noch nicht standardisiert worden. Jedoch sind in Einzelfällen Antiepileptika, Triptane oder Kortison als erfolgreich beschrieben worden.

4.1.6 Trigeminusneuralgie

Bei der Trigeminusneuralgie handelt es sich um einen blitzartig einschießenden Schmerz von maximaler Intensität, der fast immer einseitig und überwiegend im zweiten und dritten unteren Ast des Trigeminusnervs lokalisiert ist. Die Attackendauer beträgt Sekundenbruchteile bis maximal eine Minute, wobei die Schmerzen auch kaskadenartig verlaufen können. Vor allem Frauen in höherem Lebensalter sind häufiger betroffen als Männer. Der neurologische Befund im Bereich der Hirnnerven ist unauffällig, es kann jedoch gelegentlich zu einer Hyperpathie im betroffenen Nervenastbereich kommen. Typischerweise können diese Neuralgieschmerzen durch externe Reize (Trigger) wie z. B. Kauen, Sprechen, Zähne putzen, Rasieren, Trinken von warmen bzw. kalten Flüssigkeiten oder bloße Berührung ausgelöst werden.

Sehr selten sind auch jüngere Menschen an einer Trigeminusneuralgie erkrankt und ebenso selten ist der alleinige Befall des ersten Trigeminusnervenastes (Stirn). Daher sollte besonders bei dieser Konstellation immer eine symptomatische Kausalität ausgeschlossen werden wie z. B. ein Tumor oder eine Encephalitis disseminata.

Darüber hinaus muss differentialdiagnostisch bei einer Trigeminusneuralgie auch an einen atypischen Gesichtsschmerz, an einen Cluster-Kopfschmerz, an eine Sinusitis maxillaris, an kraniomandibuläre Dysfunktion und an eine postherpetische Neuralgie gedacht werden. Dabei kann allein aufgrund der Schmerzschilderung des Patienten mit blitzartig einschießenden Schmerzen nach entsprechender Triggerung die Diagnose mit hoher Sicherheit gestellt werden.

Medikamentöse Therapie der Trigeminusneuralgie

Obwohl die Patienten aufgrund des äußerst heftigen Schmerzerlebens den Hausarzt um Verordnung zentral wirksamer Analgetika einschließlich. Morphin bitten, gilt es als erwiesen, dass Opioide und auch Nichtopioide bei dieser Erkrankung nicht wirksam sind. Mittel der Wahl sind hier Antikonvulsiva, wobei die längsten Erfahrungen mit Cabamazepin

vorliegen, das in einer aufsteigenden Dosierung bis zu 1800 mg/Tag verordnet werden kann. In neuerer Zeit hat sich auch Gabapentin bewährt, das ein besseres Wirkungs- und Nebenwirkungsprofil zu haben scheint und damit eine größere therapeutische Breite bietet. Bei Therapieresistenz gegenüber beiden Substanzen kann ein Versuch mit Phenytoin in einer Tagesdosierung von 300 bis 400 mg oder mit Baclofen in einer Tagesdosierung von 30 bis 75 mg gemacht werden.
Besonders problematisch bei dieser Erkrankung sind, wie oben erwähnt, die Trigger, die es dem Patienten häufig unmöglich machen, sich ausreichend zu ernähren bzw. sich die Grundbedürfnisse an körperlicher Pflege wie Rasieren oder Zähneputzen zu erfüllen. Bei dieser Problematik hat es sich als besonders hilfreich erwiesen, Clonazepam in einer Tagesdosierung von 3 bis 8 mg, die Einmaldosierung 10 min vor dem zu erwartetenden Trigger, zu verordnen.

4.1.7 Atypischer Gesichtsschmerz

Beim atypischen Gesichtsschmerz handelt es sich im Gegensatz zur Trigeminusneuralgie um einen Dauerschmerz, ein- oder beidseitig, ohne nennenswerte schmerzfreie Intervalle, der in der Regel keinem neurologischen Korrelat zuzuordnen ist. Auch bildgebende Verfahren und Laborwerte sind unauffällig und verursachende Verletzungen fehlen meist.

Medikamentöse Therapie

Eine medikamentöse Therapie beim atypischen Gesichtsschmerz gestaltet sich oft schwierig, da bei dieser Erkrankung das Kausalitätsbedürfnis des Patienten sehr stark ausgeprägt ist und er einer medikamentösen Therapie allein oft ablehnend oder skeptisch gegenüber steht. Bewährt hat sich hier der Einsatz von trizyklischen Antidepressiva, aber auch Carbamazepin in niedriger Dosierung sowie bei schweren Schmerzzuständen der Einsatz von Opioiden und Muskelrelaxantien. Diese medikamentöse Therapie kann unterstützt werden durch transkutane elektrische Nervenstimulation und therapeutische Lokalanästhesie sowie

Akupunktur, aber vor allem auch durch psychologische Schmerzbewältigungsverfahren. Einc mcdikamentöse Therapie allein wird beim atypischen Gesichtsschmerz in der Regel nur kurz erfolgreich sein, eine Kombination der hier erwähnten Therapeutika oder der therapeutischen Maßnahmen kann oft eine deutlichere Schmerzreduzierung mit längerer Dauer bewirken.

4.2 Rheumaschmerz

Der Begriff Rheuma wird oft falsch, unsinnig oder verwirrend gebraucht, so dass er als Sammelbegriff für viele Krankheiten verwendet wird. Auf jeden Fall ist Rheuma nicht eine Erkrankung des höheren Lebensalters, sondern es handelt sich bei Rheuma um Krankheiten, die den Bewegungsapparat betreffen und die sich auch auf innere Organe – Leber, Lunge, Herz – erstrecken können. Diese Erkrankungen lassen sich in zwei Gruppen einteilen, wobei Wirbelsäule, Gelenke und Weichteile befallen sein können. Die eine Gruppe bezeichnet den **entzündlichen Rheumatismus** wie z.B. die chronische Polyarthritis (C.P.) und die Spondylitis ankylosans (Bechterew'sche Erkrankung).
Die andere Gruppe bezeichnet den **degenerativen Rheumatismus** oder verschleißbedingten Rheumatismus und wird als Arthrose bezeichnet, wenn er die Gelenke befällt. Eine Spondylarthrose nennt man verschleißbedingte Rheumatismen an den Zwischenwirbelgelenken. Degenerative Veränderungen an den Wirbelkörpern werden Spondylose genannt. Verschleißbedingte Rheumatismen an der Wirbelsäule mit Verschleiß der Bandscheibe sind eine Chondrose.

4.2.1 Entzündlicher Rheumatismus

Allen entzündlichen Gelenkerkrankungen gemeinsam ist die Gelenkinnenhautentzündung (Synovialitis), die eine allmähliche Zerstörung von Knorpel, Bändern und Knochen des Gelenkapparates bewirkt.

Chronische Polyarthritis (C. P.)

Die chronische Polyarthritis begrenzt sich nie auf ein einzelnes Gelenk, sondern beschädigt gleichzeitig oder nacheinander mehrere Gelenke, wobei die entzündlichen Symptome in mehreren Gelenken gleichzeitig auftreten, die Zerstörung des Gelenkapparates aber zeitlich unterschiedlich sein kann. Die C. P. wird deswegen auch als Systemerkrankung interpretiert. Die Diagnose einer chronischen Polyarthritis wird gesichert durch Morgensteifigkeit, durch Rheuma, durch Knoten, durch Rheumafaktoren im Serum und durch Röntgenzeichen einer Polyarthritis.

Die Therapie der chronischen Polyarthritis

Da die eigentliche Ursache der chronischen Polyarthritis nicht bekannt ist, gibt es keine kausale Therapie. Man unterscheidet zwischen Akut- und Basistherapie.

Bei der aktivierten Arthrose besteht die Therapie aus einer Ruhigstellung bzw. Schonung des befallenen Gelenkes und einer schmerzlindernden Kryotherapie in Kombination mit NSAR. Darüber hinaus kann eine orale Kortisontherapie angezeigt sein. Da Kortison ein sehr starkes entzündungshemmendes Potential hat, sollte es nur in hochakuten Entzündungsstadien gegeben werden, am besten in einer einmaligen morgendlichen Dosierung. Infolge der dadurch herbeigeführten Entzündungshemmung kommt es zu einer Abschwellung der Synovia und somit zu einer Verbesserung der Funktion und zu einer Verbesserung der Durchblutung und damit zum schnelleren Abtransport schmerzverursachender Substanzen. Unter dieser Therapie kann es bereits zu einer deutlichen Schmerzreduzierung und Entzündungshemmung kommen, trotzdem kann gelegentlich ein Restschmerz persistieren, der dann optimalerweise mit Opioiden beseitigt werden kann.

Nachdem bei einer gesicherten chronischen Polyarthritis mit dieser Akuttherapie eine weitestgehende Schmerzfreiheit erreicht worden ist, kann man zu einer Basistherapie mit langsam wirkenden Antirheumatika übergehen. Lange Jahre galt der Einsatz von Goldsalzen als Standard für die Basistherapie. Sie wurden nach einem bestimmten Schema gespritzt und der therapeutische Erfolg stellte sich nach ca. vier Monaten ein. In den letzten Jahren ist die Therapie mit Goldsalzen wegen ihrer Nebenwirkungen weitgehend durch den Einsatz von Methotrexat abgelöst worden, das als Immunsuppressivum wirkt und dessen Dosierung sich nach dem Körpergewicht richtet (initial 2,5 mg pro kg pro Tag). Weitere Langzeittherapeutika sind noch in der Erprobung bzw. in Deutschland noch nicht zugelassen.

Reaktive Arthritiden

Bei den reaktiven Arthritiden handelt es sich um Entzündungen von Gelenken, die in einem zeitlichen Zusammenhang mit einer Infektionskrankheit stehen, ohne dass z. B. Bakterien oder andere Infektionserreger in den Gelenken nachweisbar sind. So kann beispielsweise nach einer fiebrigen Infektion durch β–haemolysierende Streptokokken im Rachenraum (Mandelentzündung) nach einem symptomfreien Zeitraum von wenigen Tagen bis zu mehreren Wochen das rheumatische Fieber folgen. Dabei treten flüchtige Gelenkentzündungen vor allem der großen Gelenke auf, wie Hüfte, Knie, Schulter, Ellenbogen oder Sprunggelenk, die mit Fieber verbunden sein können, ohne dass es zu röntgenologisch nachweisbaren Gelenkzerstörungen kommt.
Bei Kindern ist oft eine Herzerkrankung beteiligt.

Therapie des rheumatischen Fiebers

Therapie der Wahl besteht in einer konsequenten Antibiotika-Gabe über ca. 14 Tage mit z. B. Penicillin-G (ein bis zwei Mio. Einheiten i. m). Bei einer kardialen Beteiligung ist eine Kortisontherapie mit bis zu 100 mg/die notwendig. Bei Befall der großen Gelenke, wie z. B. Hüfte, Knie- oder Schultergelenk kann lokal mit Kälte, Bettruhe sowie einer bewegungserhaltenden Krankengymnastik behandelt werden.

Lime-Arthritis

Bei der Zeckenbiss-Arthritis gelangen Borrellien in den Kreislauf des Betroffenen. Die daraus resultierende Erkrankung läßt sich in drei Stadien einteilen. Kurze Zeit nach der Zeckenbiss-Infektion bildet sich an der Einstichstelle ein sich langsam nach außen verbreiterndes ringförmiges Erythem, das Erythema migrans genannt wird, und im weiteren zeitlichen Verlauf zentral verblasst. Danach kann es zu heftigen brennenden Schmerzen kommen, die lokal oder auf die Extremität beschränkt, aber auch im ganzen Körper auftreten können und mit Lähmungserscheinungen oder mit Herzrhythmusstörungen vergesellschaftet sein können. Monate bis Jahre nach der Erstinfektion kann es zu einer Arthritis eines oder mehrerer Gelenke kommen, wobei das Kniegelenk häufiger betroffen ist. Diese Arthritis hat einen schubweisen Verlauf und kann mit einer bläulichen Verdünnung der Haut (Agrodermatitis chronica atrophica) vergesellschaftet sein. Diagnostisch wichtig ist hierbei die Anamnese und der Nachweis von erhöhten Antikörpertitern im Serum.

Therapie der Lime-Arthritis

Die Therapie der Lime-Arthritis besteht in einer möglichst frühzeitigen und adäquat dosierten antibiotischen Therapie, z. B. mit Tetrazyklinen oder Cephalosporinen, einer lokalen Gelenkbehandlung mit Eisanwendungen, einer funktionserhaltenden Krankengymnastik und – soweit möglich – im Einsatz von NSAR.

Arthritis psoriatica

Die Arthritis psoriatica ist eine chronische Ganzkörpererkrankung, wobei eine Polyarthritis ohne Rheumafaktoren mit einer Schuppenflechte der Haut oder der Nägel verknüpft ist. Da die Ursache dieser Erkrankung noch nicht bekannt ist, gibt es keine kausale Therapie. Die medikamentöse Therapie orientiert sich weitgehend an der Therapie der chronischen Polyarthritis wie sie oben beschrieben wurde.

Lupus erythematodes

Die Gelenkentzündungen bei Kollagenosen, die ihre Entzündungsaktivität im Bindegewebe entwickeln, werden unterteilt in den systemischen Lupus erythematodes, in die progressive systemische Sklerose und in die Polymyalgia rheumatica. Diesen Erkrankungen gemeinsam ist eine Beteiligung innerer Organe wie Leber, Herz und Niere sowie häufig auftretende Gelenkentzündungen.

Therapie des Lupus erythematodes

Eine allgemeine medikamentöse Therapie mit Analgetika oder anderen schmerzdistanzierenden Substanzen kann hier nicht gegeben werden. Da das individuelle Spektrum der Beeinträchtigung zu groß ist, muss die Therapie schwerpunktmässig an den geklagten Beschwerden ausgerichtet werden.

Gelenkentzündungen bei stoffwechselbedingten Störungen

Die Gicht entsteht durch eine vererbte Ausscheidungsstörung der Harnsäure. Die erhöhte Konzentration von Harnsäure im Serum kann zu Ablagerungen von Harnsäurekristallen im Großzehengrundgelenk, Knöchel, Knie, Handgelenk und Ellenbogen führen. Beim akuten Gichtanfall, der meist nachts auftritt, kommt es an einer oder mehrerer dieser Stellen zu einer Entzündung mit starken Schmerzen, Schwellung, Rötung und Erwärmung. Manchmal tritt auch Fieber und Schüttelfrost auf. Unbehandelt wiederholen sich die Anfälle, die Harnsäurekristalle im Gewebe werden immer größer und von Bindegewebe eingekapselt. Dadurch kommt es zur Bildung der typischen Gichtknoten und im weiteren Verlauf zur Verformung der Gelenke. Außerdem kann es zur Ablagerung von Harnsäurekristallen in der Niere und damit zu schweren Nierenschäden kommen.

Die Therapie des akuten Gichtanfalls

Abkühlung mittels Eis sowie Ruhigstellung des Gelenkes und hochdosierter Einsatz von NSAR.

Bei der chronischen Gichterkrankung sollten Medikamente zum Einsatz kommen, die die Entstehung von Harnsäure verhindern (wie z.B. Allopurinol) oder die eine beschleunigte renale Ausscheidung bewirken (wie z.B. Probenecid oder Benzbromaron). Wichtige Verhaltensmaßnahmen, die der Patient einhalten sollte, sind eine purinarme Diät (Verzicht auf Fleisch, Fisch und Hülsenfrüchte), eine Reduktion des Alkoholkonsums und eine Gewichtsabnahme.

4.2.2 Degenerative Gelenkerkrankungen

Gegenüber den entzündlichen Erkrankungen aus dem rheumatischen Formenkreis stellen die degenerativen Gelenkerkrankungen den weitaus größeren Anteil dar, wobei hauptsächlich die Kniegelenke diese Abnutzungserscheinungen zeigen.

Arthrose

Die klassischen Erkennungszeichen für eine Arthrose sind der Anlaufschmerz, der durch das Aneinanderreiben der ungeschützten Knochenoberflächen hervorgerufen wird sowie der Ermüdungs- oder der Belastungsschmerz am Ende der Gehstrecke. Die Arthrose ist umso schwerer einzuschätzen, je kürzer der Abstand zwischen Anlauf- und Belastungsschmerz ist. Gelegentlich kann zusätzlich zu dieser Symptomatik ein Ruhe- bzw. Nachtschmerz auftreten. Dieses Krankheitsbild bezeichnet man dann als aktivierte Arthrose. Neben der Kniegelenkarthrose (Gonarthrose) kann es häufig auch zu einer Hüftgelenksarthrose (Koxarthrose) kommen. Erkennungszeichen für die Koxarthrose sind ein Leistendruckschmerz, ein Klopfschmerz des Femurs, auch Schmerzen in der Leiste beim Abspreizen des Beines sowie diffuse Schmerzen im Gesäß und an der Rückseite des Oberschenkels. Differentialdiagnostisch interessant ist die Polyarthrose der Finger. Dabei kommt es zu ein- und doppelseitigen Knötchen und zu Auftreibungen an den Fingermittelgelenken, verbunden mit einer vermehrten Kälteempfindlichkeit. Aufgrund ihres Aussehens werden sie oft mit chronischer Polyarthritis und/oder Gicht verwechselt, haben jedoch eine wesentlich bessere Prognose, da sie medizinisch harmlos sind und vor allem ein kosmetisches Problem darstellen.

Therapie der Arthrose

Ähnlich wie bei anderen Erkrankungen gibt es auch bei der Arthrose ein Stufenschema. Basistherapie bei jeglicher Form der Arthrose stellt eine passive und aktive Physiotherapie, eine Therapie mit Eis oder Wärme und, falls notwendig und möglich, eine Gewichtsreduktion dar. Darauf aufbauend erfolgt bei starken Schmerzen eine Kombination der Physiotherapie mit dem Einsatz von NSAR sowie, falls möglich, mit therapeutischer Lokalanästhesie (TLA) und mit transkutaner elektrischer Nervenstimulation (Reizstrom).

Bei ungenügender Schmerzlinderung können stärkere Analgetika, wie z. B. Flupirtin, COX-II-Hemmer, Opioide, wie Tramadol oder Tilidin, retardierte Morphine sowie Buprenorphine eingesetzt und mit den bereits genannten Maßnahmen kombiniert werden. Zusätzlich dazu sollte auch weiterhin der Einsatz von NSAR sowie TLA und transkutane elektrische Nervenstimulation in Betracht gezogen werden. Da bei der Arthrose meist die großen Gelenke befallen sind, kann eine Totalendoprothese des Hüftgelenks oder des Kniegelenks in Erwägung gezogen werden. Bei deutlicher Ergussbildung im betroffenen Gelenk sollte es punktiert werden. Gleichzeitig sollte intraartikulär kristallgewonnenes Kortison gegeben werden. Wenn der Patient auch dann nicht schmerzfrei wird, bzw. im Falle einer Ablehnung der Endoprothesenoperation durch den Patienten, ist eine medikamentöse Schmerztherapie indiziert. Dabei werden retardierte Morphine nach festem Zeitschema in Kombination mit NSAR, Novaminsulfon, Paracetamol und/oder ASS eingesetzt. Diese Therapie kann dann durch den Einsatz eines Periduralkatheters unterstützt werden, über den nach Zeitschema oder zur Eigeninjektion kontinuierlich TLA abgegeben werden. Darüber hinaus können trizyklische Antidepressiva zur Schmerzdistanzierung und zum Beseitigen einer begleitenden oder reaktiven Depression in Folge des Schmerzgeschehens bzw. der Bewegungseinschränkung eingesetzt werden.

Weichteilrheumatismus

Der Weichteilrheumatismus stellt eine nicht entzündliche Form eines rheumatischen Zustandes dar, der sich ausschließlich auf die Weichteile des Körpers, vor allem auf den Übergang von Muskeln zur Sehne konzentriert. Ein Beispiel hierfür ist die Fibromyalgie, die als eine Kombination von funktionellen Störungen mit generalisierten Schmerzen im muskuloskelettalen System sowie psychischen, neurologischen, vegetativen und endokrinologischen Störungen definiert ist.
Hauptsymptome der Fibromyalgie sind: Muskelschmerzen, Müdigkeit, Schlafstörungen, Depressionen und neuroendokrine Dystonie.

Therapie des Fibromyalgie-Syndroms

Da bei dieser Erkrankung mehrere „endogene" Regelkreise betroffen sind, kann die Therapie des Fibromyalgie-Syndroms nur erfolgreich sein, wenn sie sehr komplex gestaltet wird. Die Therapie umfasst auch eine Aufklärung des Patienten und seines Umfeldes, Physiotherapie (Krankengymnastik), Psychotherapie (Entspannungsübungen, Schmerzdistanzierungsverfahren) und Behandlung mit TLA und Medikamenten.

Bei wiederholtem Auftreten, besonders schmerzhafter, „Tenderpoints" kann die unmittelbare Injektion eines Lokalanästhetikums schmerzbefreiend wirken. Neben einer abendlichen schmerzdistanzierenden Gabe eines trizyklischen Antidepressivums (z. B. Amitriptylin) können in Zeiten einer vorübergehenden akuten Verschlechterung der Einsatz von NSAR, aber auch anderer Analgetika wie Flupirtin hilfreich sein.

4.3 Schmerzbehandlung von Risikogruppen

Kinder

Bezüglich der Schmerzbehandlung bei Kindern gibt es keine festen Schemata, da bei den Analgetika, die sich seit langem auf dem Markt befinden, keine Zulassungsstudien im heutigen Sinne notwendig waren. Bei neu eingeführten Schmerzmitteln muss vor der Zulassung klinische Forschung nach den Richtlinien von **GCP** („**G**ood **C**linical **P**ractice") durchgeführt werden, wobei das Alter der Probanden (18 bis 65 Jahre) meist vorgegeben ist. Die Dosierungsempfehlungen, die in der Literatur zur Schmerztherapie bei Kindern angegeben werden, sind in den allermeisten Fällen rein empirische bzw. titrierte Werte von Erwachsenendosierungen oder erfahrungsbedingt.

Kindliche Migräne

Grundsätzlich ist bei schweren Verläufen eine Intervallprophylaxe mit niedrig dosierten β-Blockern möglich. Dabei sollte aber immer die Gefahr der Stigmatisierung durch die notwendige tägliche Einnahme auch an kopfschmerzfreien Tagen berücksichtigt werden. Die pharmakotherapeutische Attackenbehandlung der kindlichen Migräne ist mit einer Medikation gegen Übelkeit und Erbrechen möglich. Hierbei darf nur Domperidon eingesetzt werden, da Metoclopramid (Mittel der Wahl bei Erwachsenen) bei Kindern und Jugendlichen extrapyramidalmotorische Nebenwirkungen hervorrufen kann. Metoclopramid kann aber ohne Bedenken ab dem 12. Lebensjahr eingesetzt werden. Nach Beseitigung der Übelkeit durch Domperidon kann man unterstützend zur Schmerztherapie einen Beruhigungstee für Kinder verabreichen. Mittel der Wahl zur Schmerzbekämpfung bei Kindern ist Paracetamol (in Zäpfchenform). Vom 4. bis 7. Lebensjahr sind 250 mg pro Attacke meist ausreichend, vom 7. bis 12. Lebensjahr genügen 500 mg. Ab dem 12. Lebensjahr können bei schweren Attacken auch 1000 mg Paracetamol als Suppositorium gegeben werden. Sobald die Übelkeit beseitigt ist, kann als Alternativmöglichkeit zum Paracetamol Ibuprofen als Granulat oder Naproxen-Natrium in Tablettenform gegeben werden. Die Acetylsalicylsäure als Kau- oder als Brausetablette hat ebenfalls eine gute schmerzlindernde Wirkung bei kindlichen Kopfschmerzen. Dabei konnte das Reye-Syndrom bei Kindern, die während einer Migräne mit ASS behandelt wurden, nicht beobachtet werden.

Schwangerschaft

Für die Schwangerschaft gilt ähnliches wie für die Schmerzmitteltherapie bei Kindern. Auch hier gibt es keine gesicherten Studien, da die Risiken einer experimentellen Untersuchung während der Schwangerschaft zu hoch sind. Während der Schwangerschaft ist eine Schmerzmitteltherapie mit Paracetamol erlaubt, soweit keine schweren Leberfunktionsstörungen bei der werdenden Mutter bekannt sind. Sobald die Schwangerschaft nachgewiesen wurde, sollte ASS wegen Blutungsgefahr nicht mehr gegeben werden. Im 2. Drittel der Schwangerschaft (13. bis 26. Schwangerschaftswoche) kann durchaus ASS, z. B. bei Spannungskopfschmerzen oder migräneartigen Kopfschmerzen, verabreicht werden. Gegen Ende der Schwangerschaft können zu hohe Dosierungen von ASS zu einem vorzeitigen Verschluss des Ductus arteriosus botalli führen und sind daher kontraindiziert. Auch gefäßaktive Substanzen wie Ergotamin, Dihydroergotamin und Triptane sind während der gesamten Schwangerschaft kontraindiziert.

Im Alter

Bei den meisten Studien nach GCP liegt die obere Altersgrenze bei 65 Lebensjahren. Daher gibt es keine gesicherten Studiendaten zur medikamentösen Schmerztherapie bei Alterspatienten. Darüber hinaus können Daten aus Studien an jüngeren Patienten nicht ohne weiteres übertragen werden.

Vasoaktive Substanzen, wie z. B. Ergotamin, sollten vermieden werden, um eine bestehende arteriovenöse Verschlusskrankheit nicht weiter zu verschlimmern. ASS kann beim Alterspatienten bei längerfristigem Gebrauch vermehrt zu gastrointestinalen Nebenwirkungen führen und ist daher in ihrem Anwendungsbereich eingeschränkt. Der Einsatz von Paracetamol ist ungefährlich, soweit die Dosisrichtlinien eingehalten werden und eine mögliche Leberfunktionsstörung berücksichtigt wird. Bei chronischen Schmerzpatienten im Alter kann Amitriptylin oder Doxepin in niedriger Dosierung, z. B. einmalige abendliche Gabe von 25 mg, ohne weiteres als Alternative zur Dauergabe von Schmerzmitteln angesehen werden. Aber auch hier müssen evtl. vorliegende Leberfunktionsstörungen berücksichtigt werden. Es kommt häufiger als bei jüngeren Patienten zu einer unerwünschten, stärkeren psychovegetativen Dämpfung und Müdigkeit. Als Alternative zu den chemisch definierten bieten sich auch pflanzliche Antidepressiva an, die bei Dauergebrauch ausreichend schmerzdistanzierend wirken und auch weniger Nebenwirkungen haben.

5 Medikamentenentzug

5.1 Medikamentenentzug vor Schmerztherapie

Bei länger andauerndem Schmerz, bei Konsultation mehrerer Hausärzte oder bei überwiegender Eigentherapie der Schmerzen durch die Patienten kann es zu einer Kumulation verschiedener Analgetika kommen, die sich letzten Endes in ihrer Wirkung behindern bzw. die Schmerzen nicht mehr ausreichend reduzieren. Das kann zu einer weiteren Dosissteigerung oder Frequenzerhöhung seitens des Patienten und damit unter Umständen relativ rasch zu einem medikamenteninduzierten Schmerzbild führen.

Vor jedem erneuten Therapieversuch ist daher auch eine sehr genaue Medikamentenanamnese notwendig, um nicht Gefahr zu laufen, bei einem bereits bestehenden Medikamentenfehlgebrauch mit einer weiteren medikamentösen Schmerztherapie die Gesamtsituation zu verschlechtern. Vor einer erneuten Schmerztherapie sollte daher unbedingt ein **Medikamentenentzug** durchgeführt werden, wenn in der Anamnese zur bisherigen Schmerztherapie eines oder mehrere der folgenden Medikamente eingesetzt wurde:

- *Benzodiazepine*
- *Andere Tranquilizer*
- *Migränemittel*
- *Nichtopioidanalgetika*
- *Opioidanalgetika*

Es ist bei den chronischen Schmerzpatienten mit Medikamentenabusus sinnlos, als einzige therapeutische Maßnahme nur einen Medikamententenentzug (chemischen Entzug) durchzuführen. Man sollte sich auch vor Beginn einer neuen Therapie über die Patientenstruktur im Klaren sein und das Ausmaß der Chronifizierung durch die Stadienzuordnung nach *Gerbershagen* feststellen.

Die Therapie des Medikamentenentzuges lässt sich in drei Stufen einteilen:

- ***1. Stufe:*** *Wenn bisher periphere Analgetika in niedriger Dosierung und nur unregelmäßig eingenommen wurden, besteht die Therapie des Medikamentenentzuges durch einfaches Absetzen der bisherigen Analgetika. Eine medikamentöse Abschirmung darüber hinaus ist nicht notwendig.*
- ***2. Stufe:*** *Besteht die bisherige Medikamenteneinnahme in Form von regelmäßigem Konsum peripherer Analgetika und/oder der unregelmäßigen Verabreichung zentral wirksamer Analgetika in geringer Dosierung, so besteht die Therapie bei dieser Stufe durch Absetzen aller Analgetika und parallel dazu in einer medikamentösen Abschirmung mit Amitriptylin oder Doxepin (per os, z. B. in 10–10–50 mg bei einem angenommenen Körpergewicht von 70 kg). Dabei kann die abendliche Dosierung wegen der schlafanstoßenden Wirkung auch bevorzugt als Infusion gegeben werden.*
- ***3. Stufe:*** *Diese Stufe der medikamentösen Entzugstherapie kommt zum Zuge, wenn die bisherige Medikamenteneinnahme aus zentral wirksamen Medikamenten (Opioide, Barbiturate, Antikonvulsiva, Benzodiazepine) in regelmäßiger und höherer Dosierung bestanden hat.*

Hier besteht die Therapie im Absetzen der Medikamente (Opioide, Benzodiazepine), bzw. im Ausschleichen (Antikonvulsiva), unter gleichzeitiger medikamentöser Abschirmung mit Amitriptylin oder Doxepin für drei Tage morgens und abends per Infusion (Dosierung von jeweils 50 mg bei einem Körpergewicht von 70 kg). Anschließend folgt eine weitere Medikation mit einer Tagesdosierung von 25–25–50 mg, wobei die abendliche Dosis während fünf Tagen wiederum als Infusion gegeben werden kann, und danach eine orale Medikation mit einer Tagesdosierung von 10–10–25 mg. Bei starker vegetativer Begleitreaktion kann Haloperidol in einer Dosierung von 3 x 5 bis 3 x 10 Tropfen per os zugegeben werden. Bei deutlicher Entzugssymptomatik unter der oben er-

wähnten Therapie kann eine Erhöhung von Doxepin per Infusion bis 75 mg abends in Erwägung gezogen werden sowie eine Erhöhung von Doxepin tagsüber auf 25–25–0 mg oral und eine Erhöhung von Haloperidol schrittweise bis auf maximal 60 mg Tagesdosierung.
Als Alternative dazu kann bei deutlichen Schlafstörungen unter Beibehaltung von Doxepin das Haloperidol durch Promethazin, ebenfalls mit einer Maximaldosierung von 60 mg pro 24 Stunden ausgetauscht werden. Falls auch dabei keine Besserung der Entzugssymptomatik eintreten sollte, besteht die Möglichkeit, das Doxepin auf 50 mg per Infusion zur Nacht zu reduzieren, Promethazin bzw. Haloperidol abzusetzen und statt dessen 2 Kapseln Clomethiazol jeweils vierstündlich zu verabreichen. Allerdings ist hierbei eine konsequente Kreislaufüberwachung notwendig. Falls nach drei Tagen noch keine wesentliche Änderung der Entzugssymptomatik erfolgt, sollte man die Doxepin-Medikation weiter auf 10–10–25 mg per os reduzieren. Clomethiazol sollte abgesetzt werden. Der Patient ist dann unter stationären Bedingungen und unter Kreislaufmonitoring mit Clonidin zu behandeln, wobei im Aufwachraum bei liegendem i. v.-Zugang und Zufuhr von 1500 mg Ringerlösung eine Ampulle langsam i. v. injiziert wird. Anschließend bekommt der Patient Clonidin über den Perfusor. Nach Kreislaufstabilisierung kann er dann nach ca. sechs Stunden mit dem Perfusor auf eine normale Station verlegt werden, unter Monitoring und Betreuung durch eine Sitzwache. Dieser letzte Schritt der Entzugstherapie ist auch bei den im DRK-Schmerzzentrum häufig vorkommenden Entzugsproblemen nur äußerst selten anzuwenden.

Ein Medikamentenentzug kann sowohl ambulant als auch stationär erfolgen, wobei die ambulanten Entzüge immer dann sinnvoll sind, wenn der Patient sich keine Fehlzeiten am Arbeitsplatz erlauben kann und die Dauereinnahme von Medikamenten nicht aus Mischpräparaten oder Opioiden bestand. Unter diesen Bedingungen ist ein ambulanter Entzug möglich, wobei man dem Patienten, z. B. einschleichend 5–5–10 mg

Doxepin und nach Absetzen der bisherigen Schmerzmittelmedikation 10–10–75 mg Doxepin verabreicht. Zur Stabilisierung des vegetativen Nervensystems kann hochdosiertes Johanniskraut oder eine Kombination aus Baldrian und Johanniskraut gegeben werden.
Bei Patienten, die als Dauertherapie Mischpräparate eingenommen haben, ist es empfehlenswert, die Patienten für 14 Tage krankzuschreiben, und ihnen in der Praxis einmal am Tag ein Medikament (wie Amitriptylin oder Doxepin) per Infusionen zu geben. Dabei kann die morgendliche und abendliche Dosierung weiterhin als Tablette, wie oben angegeben, verabreicht werden. Dieses Vorgehen hat den Vorteil, dass der Patient das Gefühl hat, er kann jeden Tag mit seinem Arzt über mögliche Probleme sprechen und der Arzt seinerseits kann beim Auftreten heftiger vegetativer Begleitreaktionen oder von Entzugssymptomen sofort gegensteuern.
Der Entzug von Opioiden oder anderen zentral wirksamen Analgetika sollte immer unter stationären Bedingungen erfolgen, da unter ambulanten Bedingungen mögliche vegetative Nachschwankungen übersehen werden. Der Patient unterliegt folglich einem erhöhten Risiko, erneut in einen medikamentenbedingten Schmerzzustand zu geraten und deshalb seine bisherige medikamentöse Therapie wieder aufzunehmen.

Mainzer Stadienmodell der Schmerzchronifizierung*

Columns: Wert – Achsensumme – Achsenstadium

Achse 1: Zeitliche Aspekte

Auftretenshäufigkeit

- einmal täglich oder seltener ❶
- mehrmals täglich ❷
- dauernd ❸

Dauer

- bis zu mehreren Stunden ❶
- mehrere Tage ❷
- länger als eine Woche oder dauernd ❸

Intensitätswechsel

- häufig ❶ ▪ gelegentlich ❷ ▪ nie ❸

Achsensumme → Achsenstadium: 3 = 1; 4–6 = 2; 7–9 = 3

Achse 2: Räumliche Aspekte

Schmerzbild

- monolokulär ❶
- bilokulär ❷
- multilokulär oder Panalgesie ❸

Achsensumme → Achsenstadium: 1 = 1; 2 = 2; 3 = 3

Achse 3: Einnahmeverhalten

Medikamenteneinnahme

- unregelmäßiger Gebrauch von max. 2 peripheren Analgetika ❶
- max. 3 periphere Analgetika, höchstens 2 regelmäßig ❷
- regelmäßig mehr als 2 periphere oder zentralwirkende Analgetika ❸

Anzahl der Entzugsbehandlungen

- keine ❶
- eine ❷
- mehr als eine Entzugsbehandlung ❸

Achsensumme → Achsenstadium: 2 = 1; 3–4 = 2; 5–6 = 3

Achse 4: Patientenkarriere

Wechsel des persönlichen Arztes

- keiner ❶ ▪ max. 3 ❷ ▪ mehr als 3 ❸

Schmerzbedingte Krankenhausaufenthalte

- bis 1 ❶ ▪ 2 bis 3 ❷ ▪ mehr als 3 ❸

Schmerzbedingte Operationen

- bis 1 ❶ ▪ 2 bis 3 ❷ ▪ mehr als 3 ❸

Schmerzbedingte Rehabilitationsmaßnahmen

- keine ❶ ▪ bis 2 ❷ ▪ mehr als 2 ❸

Achsensumme → Achsenstadium: 4 = 1; 5–8 = 2; 9–12 = 3

Addition der Achsenstadien (4–12) → **Gesamtstadium**

Gesamtstadium: 4–6 = I   7–8 = II   9–12 = III

*nach Gebershagen, 1990

❶ = *Codierung*

6 Anhang A–D

Das Mainzer Stadiensystem der Schmerzchronifizierung - Testanweisung -

1. Achse 1: Zeitliche Aspekte der Schmerzen

Erläuterungen:
Die Fragen beziehen sich auf den Zeitraum der letzten 4 Wochen vor der Erhebung. Bei multilokulären Schmerzen beziehen sich die Fragen auf den Hauptschmerz des Patienten.

1.1 Auftretenshäufigkeit der Schmerzen

→ *Frage: Wie oft traten Ihre (Haupt-) Schmerzen in den letzten 4 Wochen im allgemeinen (durchschnittlich) auf?*

Codiere:

- Die Schmerzen treten nicht täglich auf oder treten täglich auf, dauern aber nicht den ganzen Tag an. Bestanden keine Schmerzen in den letzten 4 Wochen, wird ebenfalls mit 1 codiert. ❶ *(= Zuordnung)*
- Die Schmerzen treten mehrmals täglich auf, gehen aber wieder bis auf Null zurück, es gibt schmerzfreie Intervalle. ❷
- Die Schmerzen sind bis auf seltene schmerzfreie Momente und Schmerzfreiheit im Schlaf dauernd vorhanden, d.h. der Schmerz geht im allgemeinen nicht auf Null zurück. ❸

1.2 Schmerzdauer

→ *Frage: Wie lange hielten Ihre (Haupt-) Schmerzen in den letzten 4 Wochen im allgemeinen an?*

Codiere:

- Die Schmerzen halten i.d.R. bis zu mehreren Stunden oder kürzer an. ❶
- Die Schmerzen halten meist mehrere Tage, höchstens bis zu einer Woche lang an. ❷
- Die Schmerzen halten meist länger als eine Woche an oder sie sind dauerhaft vorhanden. ❸

1.3 Wechsel der Schmerzintensität

1.3.1 Dauerschmerzen

➔ *Frage: Zeigten Ihre Schmerzen im allgemeinen Schwankungen in der Stärke, d. h. wechselten die Schmerzen zwischen leichten, mäßigen und starken Schmerzen?*

Codiere:

- Schwankungen um zwei oder mehr Skalenwerte (NSS 0–10) zweimal oder öfter pro Woche. ❶
- Schwankungen um zwei oder mehr Skalenwerte (NSS 0–10) seltener als zweimal pro Woche. ❷
- Konstante Schmerzintensität ❸

1.3.2 Anfallsartige Schmerzen

➔ *Frage: Traten Ihre Schmerzen in unterschiedlicher Stärke auf, d. h. gab es leichte, mäßig starke und starke Schmerzanfälle?*

Codiere:

- Die einzelnen Schmerzanfälle waren zumeist (50 % der Anfälle oder mehr) von unterschiedlicher Stärke (mehr als 2 Skalenwerte Differenz [NSS 0–10]). ❶
- Die einzelnen Schmerzanfälle waren nur zeitweise (unter 50 % der Anfälle) von unterschiedlicher Stärke (mehr als 2 Skalenwerte Differenz [NSS 0–10]). ❷
- Die einzelnen Schmerzanfälle hatten (nahezu) immer die gleiche Intensität. ❸

2. Achse 2: Lokularität und räumliche Aspekte der Schmerzen

Erläuterungen:
Die Fragen beziehen sich auf den Zeitraum der letzten 4 Wochen vor der Erhebung. ***Nachfragen:*** Gibt es Haupt- und Nebenschmerzen? Welche Schmerzen gehören für Sie zusammen? ***Kritische Punkte:*** Unterschiedliche Lokalisationen, die vom Patienten als zusammengehörender Schmerz verstanden werden, werden mit 1 codiert (z. B. Kreuz-, Beinschmerzen, die gleichzeitig auftreten und als zusammengehörend erlebt werden). Gleiche Lokalisation, die mit unterschiedlichen Schmerzen besetzt sind, werden min-

destens mit 2 codiert (z. B. Dauerkopfschmerzen vom Nacken ausgehend und zusätzlich einseitige attackenartige Kopfschmerzen anderen Charakters). Die Schmerzen müssen für den Patienten von Krankheitswert gewesen sein; sie waren mit einer relevanten Beeinträchtigung für den Patienten verbunden.

➔ *Frage: An welchen Körperregionen litten Sie in den letzten 4 Wochen unter Schmerzen? Wieviele Schmerzbilder konnten Sie dabei unterscheiden?*

Codiere:

- Der Patient klagt über ein für ihn zusammengehörendes Schmerzbild (an einer oder verschiedenen Regionen des Körpers). ❶
- Der Patient klagt über zwei abgrenzbare Schmerzbilder, die an einer oder mehreren Stellen des Körpers lokalisiert sein können. ❷
- Der Patient klagt über mehr als zwei voneinander abgrenzbare Schmerzbilder oder seine Schmerzen nehmen mindestens 50 % oder mehr Körperfläche ein. ❸

3. Achse 3: Medikamenteneinnahmeverhalten

3.1 Medikamenteneinnahme

Erläuterung:
Die Frage bezieht sich auf den Zeitraum der letzten 4 Wochen vor der Erhebung. Schmerzbezogene Medikamente werden in folgende 3 Gruppen eingeteilt:

Gruppe I	Nichtopiod-Monoanalgetika (u. a. NSAR, Paracetamol, Metamizol).
Gruppe II	schwach und stark wirksame Opioide.
Gruppe III	Analgetika-Mischpräparate, Migränemittel, Muskelrelaxantien, Tranquilizer, Antidepressiva, Neuroleptika, Antiepileptika und Kortisonderivate, sofern sie zur Schmerztherapie eingesetzt wurden.

→ *Frage: Haben Sie während der letzten 4 Wochen Medikamente gegen Ihre Schmerzen eingenommen?*

Codiere:

- Keine Medikamente oder Einnahme an weniger als 15 Tagen pro Monat. ❶
- Bis maximal zwei Medikamente der Gruppe I an mehr als 15 Tagen pro Monat. ❷
- Mehr als zwei Medikamente der Gruppe I oder 1 oder mehr Medikamente der Gruppe II oder III an mindestens 15 Tagen pro Monat. ❸

3.2 Medikamentenentzugsbehandlungen

Erläuterungen:
Die Frage bezieht sich auf die gesamte Lebenszeit für die in Frage 2 angegebenen Schmerzlokalisationen. Ein Entzug (oder Dosisreduktion) wird hier nur bewertet, wenn er (sie) im Rahmen einer ambulanten oder ärztlichen Behandlung stattgefunden hat. Eine selbständige Dosisreduktion muss mit behandlungsbedürftigen Entzugsymptomen verbunden gewesen sein.

→ *Frage: Wurde bei Ihnen jemals ein Medikament, das Sie wegen Ihrer Schmerzen einnahmen, entzogen oder versucht, die Dosis wesentlich zu reduzieren?*

Codiere:

- Keine Entzugsbehandlung oder erhebliche Dosisreduktion in der gesamten Vorgeschichte. ❶
- Einmalig eine Entzugsbehandlung oder erhebliche Dosisreduktion in der Vorgeschichte. ❷
- Mehrfach-Entzugsbehandlungen oder erhebliche Dosisreduktionen in der Vorgeschichte. ❸

4. Achse 4: Inanspruchnahme des Gesundheitswesens

Erläuterung:
Die Frage bezieht sich auf die gesamte Lebenszeit für die in Frage 2 angegebenen Schmerzlokalisationen.

4.1 Hausarztwechsel (des die Schmerzen behandelnden Arztes) Wechsel des persönlichen Arztes

Erläuterung:
Es werden nur Wechsel wegen erfolgloser Schmerzbehandlung gewertet. Umzug, Schließen der Praxis etc. gelten nicht.

➔ *Frage: Haben Sie wegen nicht erfolgreicher Behandlungsversuche Ihrer Schmerzen jemals Ihren Hausarzt bzw. Ihren persönlichen Arzt gewechselt?*

Codiere:
- Kein Wechsel des Hausarztes bzw. des persönlichen Arztes. ❶
- Maximal 3-mal Wechsel des Hausarztes bzw. des persönlichen Arztes. ❷
- Mehr als 3-mal Wechsel des Hausarztes bzw. des persönlichen Arztes. ❸

4.2. Schmerzbezogene Krankenhausaufenthalte

Erläuterung:
Es werden nur schmerzbezogene stationäre Aufenthalte gewertet. Kuren und Aufenthalte in Rehabilitationseinrichtungen *siehe unter 4.4.*

➔ *Frage: Wurden Sie bereits einmal wegen Ihrer Schmerzen stationär in einem Krankenhaus behandelt?*

Codiere:
- Keine oder eine stationäre schmerzbezogene Krankenhausbehandlung (Diagnostik und/oder Therapie). ❶
- Zwei bis drei stationäre schmerzbezogene Krankenhausbehandlungen. ❷
- Mehr als drei stationäre schmerzbezogene Krankenhausbehandlungen. ❸

4.3 Schmerzbezogene Operationen

Erläuterungen:
Es werden nur hauptsächlich aufgrund der Schmerzen durchgeführte Operationen gewertet. Operative Eingriffe zur Therapie der Grunderkrankung oder anderer mit der Erkrankung verbundene Symptome werden nicht gewertet (z. B. Bandscheibenoperation bei schwerer Parese; Versorgung von Frakturen nach Trauma, Adhäsiolyse bei Subileus etc.). Bei Kopf-Gesichtsschmerzen nach schmerzbezogenen Zahnextraktionen (eine Sitzung gilt als eine OP), Kieferoperationen und HNO-ärztlichen Operationen fragen. Bei anderen Schmerzen nach endoskopischen Eingriffen (im Bauchraum, an den Gelenken) fragen. Erfolgte Narbenkorrekturen? (Narbenkorrekturen aus kosmetischen Gründen zählen nicht). Es werden alle ambulanten und stationär durchgeführten Eingriffe gezählt.

→ *Frage: Wurden Sie jemals aufgrund Ihrer Schmerzen operiert?*

Codiere:
- Keine oder eine schmerzbezogene Operation. ❶
- Zwei bis drei schmerzbezogene Operationen. ❷
- Mehr als drei schmerzbezogene Operationen. ❸

4.4 Schmerzbezogene Kuren und Aufenthalte in Rehabilitationseinrichtungen

Erläuterung:
Es werden nur schmerzbezogene Kuren und Aufenthalte in Rehabilitationseinrichtungen gewertet.

→ *Frage: Waren Sie aufgrund Ihrer Schmerzen jemals zu einem Kuraufenthalt oder zu einer Rehabilitationsmaßnahme?*

Codiere:
- Keine schmerzbezogene Kur oder Rehabilitationsmaßnahme. ❶
- Eine oder zwei schmerzbezogene Kuren oder Rehabilitationsmaßnahmen ❷
- Mehr als zwei schmerzbezogene Kuren oder Rehabilitationsmaßnahmen ❸

Schmerztagebuch*

Name ....

Woche vom __ . bis __ . __ . __ (T, T M J)

	Mo				Di				Mi				Do				Fr				Sa				So				Notizen
	N	V	M	A[1]	N	V	M	A	N	V	M	A	N	V	M	A	N	V	M	A	N	V	M	A	N	V	M	A	
	9	9	9	9	9	9	9	9	9	9	9	9	9	9	9	9	9	9	9	9	9	9	9	9	9	9	9	9	
	8	8	8	8	8	8	8	8	8	8	8	8	8	8	8	8	8	8	8	8	8	8	8	8	8	8	8	8	
	7	7	7	7	7	7	7	7	7	7	7	7	7	7	7	7	7	7	7	7	7	7	7	7	7	7	7	7	
	6	6	6	6	6	6	6	6	6	6	6	6	6	6	6	6	6	6	6	6	6	6	6	6	6	6	6	6	
	5	5	5	5	5	5	5	5	5	5	5	5	5	5	5	5	5	5	5	5	5	5	5	5	5	5	5	5	
	4	4	4	4	4	4	4	4	4	4	4	4	4	4	4	4	4	4	4	4	4	4	4	4	4	4	4	4	
	3	3	3	3	3	3	3	3	3	3	3	3	3	3	3	3	3	3	3	3	3	3	3	3	3	3	3	3	
	2	2	2	2	2	2	2	2	2	2	2	2	2	2	2	2	2	2	2	2	2	2	2	2	2	2	2	2	
	1	1	1	1	1	1	1	1	1	1	1	1	1	1	1	1	1	1	1	1	1	1	1	1	1	1	1	1	
	0	0	0	0	0	0	0	0	0	0	0	0	0	0	0	0	0	0	0	0	0	0	0	0	0	0	0	0	

*Schmerztagebücher dienen der Verlaufsuntersuchung der Schmerzstärke. Mit der **Schmerzsskala (0 bis 9)** soll die Schmerzstärke geschätzt werden. Um aussagekräftige Daten zu erhalten, müssen täglich die Schmerzintensitäten zumindest viermal bestimmt werden. Die Position 0 bedeutet Schmerzfreiheit, die 9 stärkster vorstellbarer Schmerz. [1]**N**acht = 22–7, **V**ormittag = 7–12, **M**ittag = 12–18 und **A**bend = 18–22 Uhr. Modifiziert nach dem Mainzer DRK-Schmerztagebuch.*

Wichtige Adressen

Bundesverband Deutsche Schmerzhilfe e.V.
Woldsenweg 3
20249 Hamburg
Fon **040** 46 56 46

Nennt auf Wunsch regionale Selbsthilfegruppen

Deutsche Hospizstiftung
Hohe Eiche 29
44229 Dortmund
Fon **0231** 7 38 07 30

Adressen von schmerztherapeutischen Einrichtungen

Deutsche Krebsgesellschaft e.V.
Paul-Ehrlich-Str. 41
60596 Frankfurt/Main
Fon **069** 6 30 09 60

Adressen der Landesverbände, psychosoziale Beratungsstelle

Deutsche Krebshilfe
Thomas-Mann-Str. 40
53111 Bonn
Fon **0228** 7 29 90 05

Ratgeber können bestellt werden

Deutsche Rheumaliga Bundesverband
Rheinallee 69
53173 Bonn
Fon **0228** 35 54 25

Nennt örtliche Selbsthilfegruppen

Deutsche Schmerzliga e. V.
Rossmarkt 23
60311 Frankfurt
Fon **069** 29 98 80 75

Informationsveranstaltungen, Adressen von Selbsthilfegruppen, Schmerzzentren und Therapeuten aus ganz Deutschland

Schmerztherapie-Auskunft für Ärzte:
Fon **069** 29 98 80 77

DRK-Schmerzzentrum Mainz
Auf der Steig 14–16
55131 Mainz
Fon **061** 31 98 80

Hilfe für medikamentenabhängige Schmerzkranke (HIMS) e.V.
Hermann-Frese-Str. 17
28355 Bremen
Fon **0421** 65 14 95

Krebsinformationsdienst KID
Deutsches Krebsforschungszentrum
Im Neuenheimer Feld 280
69120 Heidelberg
Fon **06221** 41 01 21

Vermittelt auch Adressen

Ostseezentrum für seelische Gesundheit
Wiesenhof
23730 Neustadt in Holstein
Fon **04561** 61 16 12

Schmerztherapeutisches Kolloquium e.V.
Hainstr. 2
61476 Kronberg
Fon **06173** 9 55 60

Ein Schmerztherapieführer kann von Ärzten bezogen werden

Schmerztagebuch für die Kopfschmerzdiagnostik*

Jahr ☐☐☐☐ **Datum** ☐☐☐☐☐☐☐☐☐☐☐☐☐

Schmerzort

- in nur einer Kopfhälfte
- in beiden Kopfhälften

Schmerzart

- bohrend
- drückend
- pochend
- pulsierend
- stechend
- ziehend

Schmerzstärke (Einschätzung 0–10)[1]

Vegetative Begleiterscheinungen (0–10)[1]

- Lichtempfindlichkeit
- Geruchsempfindlichkeit
- Lärmempfindlichkeit
- Übelkeit
- Erbrechen

Tätigkeit

- normale Tätigkeit: verstärkt Schmerzen
- Einschränkung der Alltagstätigkeiten

Zeitraum

- Anfalldauer in Stunden
- Dauerkopfschmerzen
- Dauerkopfschmerzen inkl. Anfälle
- Arbeits- bzw. Schulausfall in Stunden

Medikament

- ....
- ....
- ....

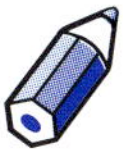

[1] *Bitte kreuzen Sie die zutreffende Position (Kreise) einfach an. Bei der Schmerzstärke und bei den vegetativen Begleiterscheinungen tragen Sie bitte das Ausmaß der Beschwerde ein; hierbei bedeutet 0, ich bin schmerzfrei bzw. das Symptom liegt nicht vor. Die 10 steht für das größtmögliche Ausmaß an Beschwerden.* ***Tipp:*** *Benutzen Sie möglichst einen Rotstift, damit Sie die angekreuzten, zutreffenden Felder später leichter erkennen können.*

**Modifiziert nach Ribbat*

7 Literatur

ARBEITSGRUPPE GERIATRISCHE ASSESSMENT (1995) Geriatrisches Basisassessment. Handlungsanleitungen für die Praxis. MMV Medizin Verlag, München

ARZNEIMITTELKOMMISSION DER DEUTSCHEN ÄRZTESCHAFT (1997) Empfehlungen zur Therapie von Rückenschmerzen. 6: 2–36

BASLER H-D, KRÖNER-HERWIG B (1998) Psychologische Therapie bei Kopf- und Rückenschmerzen. Das Marburger Schmerzbewältigungsprogramm zur Gruppen- und Einzeltherapie. Urban & Vogel, Quintessenz. MMV Medizin Verlag, München

BIRBAUMER N, SCHMIDT RF (1999) Biologische Psychologie. Springer-Verlag, Berlin, Heidelberg, New York

BRAU R (1999) Manual der Schmerztherapie. G. Thieme Verlag, Stuttgart

BRÜGGENJÜRGEN B (1994) Lebensqualität und volkswirtschaftliche Kosten der Migräne in Deutschland, Band 3. Asgard-Verlag, Sankt Augustin

EBERT D, LOEW T (1997) Psychiatrie systematisch. Uni-Med Verlag AG, Bremen

ENSINK FBM, SOYKA D (1994) Migräne. Aktuelle Aspekte eines altbekannten Leidens. Springer-Verlag, Berlin, Heidelberg

DVORÁK J, DVORÁK V, SCHNEIDER W, SPRING H, TRITSCHLER T (1997) Manuelle Medizin. Diagnostik und Therapie. G. Thieme Verlag, Stuttgart, New York

FLÖTER T (1991) Grundlagen der Schmerztherapie. Urban & Vogel, München

FLÖTER T (1992) Gemeinsam gegen den Schmerz. Schriftenreihe der Deutschen Schmerzliga e.V.

FMH, VERBINDUNG DER SCHWEIZER ÄRZTE (1997) Kreuzschmerzen: Empfehlungen für Abklärung und Behandlung. Algorithmen 1 bis 4 (Back in time. Chronische Kreuzschmerzen: Hintergründe. Prävention. Behandlung) Druckerei Hertig, Biel

FORTH W, HENSCHLER D, RUMMEL W, STARKE K (1996) Pharmakologie und Toxikologie. Spektrum akademischer Verlag

PFAFFENRATH V, GERBER W-D *(1992) Chronische Kopfschmerzen. Kohlhammer Verlag*

GERBERSHAGEN HU *(1995) Der schwierige Schmerzpatient in der Zahnmedizin. Diagnostischer und therapeutischer Prozess. G. Thieme-Verlag, Stuttgart, New York*

GERBERSHAGEN HU *(1996) Chronische Schmerzsyndrome aus: Antidepressiva als Analgetika. Aarachne Verlag, Wien*

GÖBEL H *(1999) ICD-10. Richtlinien für die Klassifikation und Diagnostik von Kopfschmerzen. Springer-Verlag, Berlin, Heidelberg, New York*

GRAF VON DER SCHULENBURG J-M, KIEHLHORN A, GREINER W, VOLMER T *(1998) Praktisches Lexikon der Gesundheitsökonomie. Asgard-Verlag, Sankt Augustin*

GROSS MJ *(1994) Lehrbuch der therapeutischen Lokalanästhesie. Hippokrates Verlag, Stuttgart*

HARDT J *(1995) Chronifizierung und Bewältigung bei Schmerzen. Inaugural-Dissertation. Pabst Science Publishers, Lengerisch, Berlin, Rifa, Scottsdale AZ (USA), Wien, Zagreb*

ICIDH - INTERNATIONAL CLASSIFICATION OF IMPAIRMENTS, DISABILITIES AND HANDICAPS *(1995)* **Teil 1:** *Die ICIDH – Bedeutung und Perspektiven. (Hrsg.: Matthesius R-G, Jochheim KA, Barolin GS, Heinz C) pp. 1–213*
Teil 2: *Internationale Klassifikation der Schädigungen, Fähigkeitsstörungen und Beeinträchtigungen. Ein Handbuch zur Klassifikation der Folgeerscheinung der Erkrankung; (Hrsg.: WHO – World health Organization –) Geneva, pp. 213–413 Ullstein Mosby, Berlin, Wiesbaden*

JAGE J *(1998) Medikamente gegen Krebsschmerzen. Chapman & Hall, Weinheim*

KRÖNER-HERWIG B, FRANZ C, GEISSNER E *(1999) Praxisfeld Schmerztherapie. Psychologische Behandlung chronischer Schmerzsyndrome. G. Thieme Verlag, Stuttgart, New York*

MENNINGER H. *(1999) Opioide in der Rheumatologie. STK-Sonderheft, Bad Abbach*

MIEHLE W *(1999) Rheuma – Ein Patientenlehrbuch. Rheumed Verlag*

NATUR-MED 14 *(1999), Nr. 6. Endlich: Kausale Rheumatherapie mit Zytokinhemmern. Kirchheim-Verlag*

NIKOLAUS T *(1994) Chronischer Schmerz im Alter. Quelle & Meyer Verlag, Wiesbaden*

NILGES P *(1999) Kontrollüberzeugungen bei Patienten mit chronischen Schmerzen. S. Roderer-Verlag, Regensburg*

PETERMANN F *(1996) Lebensqualität und chronische Krankheit Dustri Verlag Dr. Karl Feistele, München, Delsenhofen*

RIBBAT JM *(1995) Schmerztherapeutische Entscheidungen. Ullstein Mosby, Berlin, Wiesbaden*

RIBBAT JM *(1996) Stellenwert der Psychopharmaka in der Schmerztherapie im Schmerzzentrum Mainz aus: Antidepressiva als Analgetika. Aarachne Verlag, Wien*

SCHIFFTER R *(1985) Neurologie des vegetativen Nervensystems. Springer-Verlag, Berlin, Heidelberg, New York, Tokio*

SIEBERT GK *(1996) Atlas der zahnärztlichen Funktionsdiagnostik. Carl Hanser Verlag, München, Wien*

SIEBERT GK *(1992) Gesichts- und Kopfschmerzen. Ein interdisziplinärer Überblick für Mediziner, Zahnmediziner und Psychologen. Carl Hanser Verlag München, Wien*

WURMTHALER C *(1998) Chronifizierungsstadien bei Kopfschmerzpatienten. Beziehungen zu psychophysischem Befinden und familiären Merkmalen, Behinderung, Behandlungserfolg. Dissertation, Tübingen. Pabst Science Publishers, Lengerisch, Berlin, Rifa, Scottsdale AZ (USA), Wien, Zagreb*

ZENZ MICHAEL *(1995). Taschenbuch der Schmerztherapie. Wissenschaftliche Verlagsgesellschaft, Stuttgart*

8 Stichwortverzeichnis

Produktinformationen

Andolor® Tropfen

Verschreibungspflichtig.

Zusammensetzung: 0,72 ml Lsg. (ca. 20 Trp.) enth. 51,45 mg Tilidinhydrochlorid 0,5 H_2O (entsp. 50 mg Tilidinhydrochlorid) u. 4,40 mg Naloxonhydrochlorid 2 H_2O (entsp. 4 mg Naloxonhydrochlorid).

Weitere Bestandteile: Ethanol, gereinigtes Wasser.

Anwendung: Starke und sehr starke Schmerzen.

Gegenanzeigen: Allergie gegen Wirkstoffe o. sonst. Bestandteile; Abhängigkeit v. Opiaten/Opioiden; Kinder unter 2 Jahren. Andere Abhängigkeiten, Schwangerschaft und Stillzeit.

Nebenwirkungen: Schwindel, Benommenheit, Übelkeit,Erbrechen.

Warnhinweis: Enthält 12 Vol.-% Alkohol. Vorsicht bei Opiatabhängigen (mißbräuchl. Gebrauch als Opiat-Ersatz). Nicht zur Entzugsbehandlung oder als Injektion geeignet! **Hinweis:** Reaktionsvermögen! Bes. im Zusammenw. m. Alkohol!

Packungsgrößen: 20 ml (N 1).

Stand: 02/98-1.

Krewel Meuselbach GmbH,
53783 Eitorf

Andolor® DP, Tropfen mit Dosierpumpe

Verschreibungspflichtig.

Zusammensetzung: 0,72 ml Lsg. (20 Trp. bzw. 4 Pumphübe) enth. 51,45 mg Tilidinhydrochlorid 0,5 H_2O (entsp. 50 mg Tilidinhydrochlorid) u. 4,40 mg Naloxonhydrochlorid 2 H_2O (entsp. 4 mg Naloxonhydrochlorid).

Weitere Bestandteile: Ethanol, gereinigtes Wasser.

Anwendung: Starke u. sehr starke Schmerzen.

Gegenanzeigen: Allergie gegen Inhaltsstoffe; Abhängigk. v. Opiaten/Opioiden; Kinder unter 12 Jahren. Andere Abhängigk., Schwangerschaft und Stillzeit.

Nebenwirkungen: Schwindel, Benommenheit, Übelkeit, Erbrechen.

Warnhinweis: Enthält 12 Vol.-% Alkohol. Vorsicht bei Opiatabhängigen (mißbräuchl. Gebrauch als Opiat-Ersatz). Nicht zur Entzugsbehandlung oder als Injektion geeignet! **Hinweis:** Reaktionsvermögen! Bes. im Zusammenw. m. Alkohol!

Packungsgrößen: 50 ml (N2), 100 ml (N3).

Stand: 02/99-1.

Krewel Meuselbach GmbH,
53783 Eitorf

Tramagit®
Tabletten/Tropfen/Tropfen-Lösung mit Dosierpumpe/Ampullen

Wirkstoff: Tramadolhydrochlorid. Verschreibungspflichtig.

Zusammensetzung:

- *Tabletten:* 1 Tbl. enth. 50 mg Tramadol-HCl. And. Bestandt.: Carmellose-Natrium, mikrokristalline Cellulose, Magnesiumstearat und Lactose.
- *Tropfen/Tropfen-Lösung mit Dosierpumpe:* 1 ml Lösung (40 Tropfen bzw. 8 Pumphübe) enth. 100 mg Tramadol-HCl. And. Bestandt. Propylenglycol, Saccharin-Natrium, Sorbitol und Aromastoffe.
- *Ampullen:* 2 ml Injektionslsg. enth.: 100 mg Tramadol-HCl. And. Bestandt.: Natriumchlorid, Wasser für Injektionszwecke.

Anwendung: Mäßig starke bis starke Schmerzen.

Gegenanzeigen: Überempfindlichkeit gegen Tramadol o. and. Inhaltsstoffe, akute Alkohol-, Schlafmittel-, Analgetika- u. Psychopharmaka-Intoxikationen; Opioid-Abhängigkeit, Bewusstseinsstörg., Atemzentrumsfunktionsstörg., erhöhter Hirndruck, Kinder unter 1 Jahr (*Tropfen:* Kinder unter 12 Jahren; *Tabletten:* Kinder unter 14 Jahren); Schwangerschaft und Stillzeit.

Hinweise:

- Tropfen enth. je Anwendg. bis zu 0,315 g Sorbitol (Fructoseintoleranz!).

Nebenwirkungen: *Häufig:* Übelkeit, Schwindel; *gelegentlich:* Erbrechen, Obstipation, Mundtrockenheit, Schwitzen, Kopfschmerzen, Benommenheit; *selten:* Kreislaufregulationsstörungen, besonders bei aufrechter Körperhaltung, i.v.-Applikation und körperlicher Belastung, gastrointestiale Störungen und Hautreaktionen; *sehr selten:* motorische Schwäche, Appetitänderungen, Miktionsstörungen, individuell unterschiedliche psychische Nebenwirkungen wie Veränderungen der Stimmung, Aktivität und Leistungsfähigkeit, allergische Reaktionen bis Anaphylaxie, Verstärkung von asthmatischen Beschwerden, Auslösen von epileptischen Krampfanfällen, besonders bei hoher Dosierung und mit anderen krampfbeeinflussenden Mitteln, Blutdruckanstieg, Bradykardie und Atemdepression. Reaktionsvermögen! Besond. im Zusammenw. m. Alkohol!

Warnhinweis: Nicht länger als therapeut. notwendig anwenden (psych. u. phys. Abhängigkeit!); Kreuztoleranz zu and. Opioiden. Nicht als Ersatzdroge.

Stand: 02/98-2.

Krewel Meuselbach GmbH, 53783 Eitorf

Tramagit® retard

Wirkstoff: Tramadolhydrochlorid. Verschreibungspflichtig.

Zusammensetzung: 1 teilbare Retardtbl. enth.: 100 mg Tramadolhydrochlorid. And. Bestandt.: Methylhydroxypropylcellulose, mikrokristalline Cellulose, Magnesiumstearat.

Anwendung: Mäßig starke bis starke Schmerzen.

Gegenanzeigen: Überempfindlichkeit gegen Tramadol o. and. Inhaltsstoffe, akute Alkohol- / Schlafmittel-/ Analgetika- u. Psychopharmaka-Intoxikationen; Opioid-Abhängigkeit, Bewusstseinsstörungen, Atemzentrums-/-funktionsstörungen, erhöhter Hirndruck, Kinder unter 14 Jahren; Schwangerschaft und Stillzeit.

Nebenwirkungen: *Häufig:* Übelkeit, Schwindel; *gelegentlich:* Erbrechen, Obstipation, Mundtrockenheit, Schwitzen, Kopfschmerzen, Benommenheit; *selten:* Kreislaufregulations-Störungen, besonders bei aufrechter Körperhaltung, i.v.-Applikation und körperlicher Belastung, gastrointestinale Störungen und Hautreaktionen; *sehr selten*: motorische Schwäche, Appetitänderungen, Miktionsstörungen, individuell unterschiedliche psychische Nebenwirkungen wie Veränderung der Stimmung, Aktivität und Leistungsfähigkeit, allergische Reaktionen bis Anaphylaxie, Verstärkung von asthmatischen Beschwerden, Auslösen von epileptischen Krampfanfällen, besonders bei hoher Dosierung und mit anderen krampfbeeinflussenden Mitteln, Blutdruckanstieg, Bradykardie und Atemdepression. Reaktionsvermögen! Besond. in Zusammenw. m. Alkohol!

Warnhinweis: Nicht länger als therapeut. notwendig anwenden (psych. u. phys. Abhängigk.!); Kreuztoleranz zu and. Opioiden. Nicht als Ersatzdroge.

Stand: 02/98-2.

Krewel Meuselbach GmbH, 53783 Eitorf

Mein Schmerztagebuch

Seite

Schmerzskala

keine — sehr starke Schmerzen

0 1 2 3 4 5 6 7 8 9 10

. . . .
Name

. . . .

Datum

Tag
Monat

Schmerzstärke über den Tag *(bitte Zahlen aus der Schmerzskala ablesen und eintragen)*

- morgens
- vormittags
- mittags
- nachmittags
- abends
- nachts

Allgemeinbefinden *(bitte ankreuzen!)*

- sehr gut
- gut
- mittelmäßig
- schlecht
- sehr schlecht

Aufgetretene Beschwerden

- keine
- Übelkeit
- Erbrechen
- Appetitlosigkeit
- Verstopfung
- Müdigkeit
- Schlaflosigkeit
- Niedergeschlagenheit
- sonstige…

Medikamente *(bitte Uhrzeit/Ziffer eintragen!)*

1. 2. 3.

→ **Einnahme** (genauer Zeitpunkt)

Medikamente

- morgens . . . . Uhr
- mittags . . . . Uhr
- abends . . . . Uhr